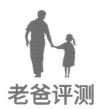

老爸评测

写给父母的
儿童健康守护指南

老爸评测 ◎ 著

U0217452

北京科学技术出版社

老爸评测团队

（按姓名拼音首字母排序）

陈一铭　李　炀　王再扬

王梓昂　魏文锋　许　妍

权 威 推 荐

在食物日益丰富的时代，作为家长，只有掌握基本的食品知识，看懂食品标签，才能给孩子和自己选到适合的食品。这本书提供了很多具体案例，让相关知识变得更加容易理解和应用。

——中国营养学会理事、中国科协首席科学传播专家　范志红

本书深度剖析了90%的儿童可能会接触到的儿童食品与用品，详细介绍了这些产品的成分、安全性与选购等相关知识，是一本值得广大家长仔细研读的、难得的好书。家长多储备一些科普知识，才能有效地帮宝宝规避生活中的各种风险。

——北京儿童医院儿童保健中心主任医师、特级专家　张　峰

婴幼儿和儿童时期的健康是全家关注的焦点，"饮食"又是守护宝宝健康的重中之重。现如今，市面上有不少主打"宝宝""儿童"的产品，但并不是所有的都适合

宝宝选用。《老爸评测：写给父母的儿童健康守护指南》就是一本可以帮助你了解儿童食品真相的指导书，书中涵盖了数十种家长经常给孩子买的食品，深入浅出地分析了它们的营养真相、选购要点和实验室评测数据，能够给家长全面的指导意见。

——北京协和医院营养科副教授　李　宁

自 序

守护孩子的健康，我们一直在行动

　　大家好！我是老爸评测的魏文锋，是一位普通的父亲，在创立老爸评测之前我做了18年的检测和安全评估工作。2015年，因为曝光有毒包书皮，我获得众多家长的关注，也深刻体会到新媒体在曝光问题产品和科普方面的巨大价值，由此创立了老爸评测。

　　6年多来，我们对老百姓所关注的各类产品，做着近乎较真的科普评测，希望通过老爸评测这个渠道，能够帮助更多的家庭规避生活中潜在的风险，让天下老百姓过上安全放心的生活。

　　老爸评测最开始关注的，同时也是最用心关注的，莫过于儿童产品。我们检测了100多种不同品类的儿童产品，先后曝光了"包书皮""塑胶跑道""儿童手表表带""儿童激素面霜"等多个有潜在安全隐患的产品。除此之外，我们还评测可能进入孩子口中的一切，从婴儿配方奶粉到巧克力、火腿肠、奶片等零食，从儿童牙膏到各种类型的儿童玩具，我们希望通过检测来发现儿童产品中不利于孩子健康的成分，破除那些关于儿童产品的谣言，识别商家的小心机。

评测工作并非一帆风顺。每当遇到困难或者质疑时，支撑我们继续在这条路上走下去的，是千千万万关心爱护孩子的家长，"魏老爸，我觉得这件产品可能有问题，你们可以检测一下吗？"这些家长的信任，让我更明白肩上的责任和使命。

因此，我们的技术团队在面对每一个要讨论的话题、每一件要送检的产品、每一篇要发出的文章时，始终坚守严谨和审慎的态度。我们不敢说老爸评测的结论在任何时候都100%正确，但在现有的行业研究水平下，我们的内容是能够经得起科学推敲的。

我们精心制作科普内容，不仅希望能够帮助家长避坑，更希望能帮助家长树立科学的选购观；不仅为了能保障孩子的安全，更希望能为孩子评测出优质的产品。有很多人说我们过于"吹毛求疵"了，符合国标、是检测合格的产品不就行了吗？为什么还要反复比较？答案是，我们想把孩子身边的安全风险降到最低，给孩子一个健康快乐的童年，哪怕只是让他少摄入一点糖和盐。

这次，我们把过往输出的关于儿童食品及儿童常用产品的内容做了系统梳理，并根据最新的行业研究进展对部分内容做了补充评测和专业审定，方便家长们查阅、学习。可以说，养娃过程中会碰到的许多关于儿童产品的疑惑，你都可以在这本书中找到答案。科学无界限，我们也同样期待与读者朋友之间不同观点的碰撞、交流，共同坚守守护孩子这一初心。

老爸评测是为了守护孩子的安全而创立的，也将为了守护孩子的健康成长而不懈努力。谨以此书，献给所有的中国家庭，愿每个孩子都能健康快乐地成长！

魏文锋

2021年9月于杭州

目 录

第 1 章 | 呵护，从宝宝的第一口食物开始

奶粉……002

你需要了解的知识点都在这里……002

婴幼儿配方奶粉的成分知识……002

如何知道奶粉中的DHA有没有加足量……006

婴幼儿配方奶粉的工艺知识……009

跟着老爸一起选……011

奶粉应该用多少度的水冲泡……011

进口奶源更好吗……014

海淘的奶粉安全吗……014

吃配方奶粉的宝宝还用补充维生素D吗……015

宝宝满周岁后，妈妈的母乳就没营养了吗……016

配方奶粉要喝到学龄前吗……016

羊奶粉比牛奶粉好吗……017

过敏宝宝的奶粉选购知识……018

婴儿专用饮用水……023

你需要了解的知识点都在这里……023

什么是"婴儿水"……023

"婴儿水"的矿物质含量是否更适合宝宝……024

"婴儿水"真的需要无菌吗……024

老爸实验室……027

米粉……029

你需要了解的知识点都在这里……029

米粉的优点1——易于消化吸收，不易引起
过敏……029

米粉的优点2——营养丰富，尤其富含铁……030

跟着老爸一起选……030

选择强化铁的婴儿米粉……031

从成分简单的米粉开始买……031

选择无糖无香的米粉……032

选择小包装的米粉……032

老爸实验室……035

辅食泥……038

你需要了解的知识点都在这里……038

辅食泥的优点1——方便……038

辅食泥的优点2——安全……039

辅食泥的优点3——营养丰富……039

跟着老爸一起选……040

进口辅食泥必须带有中文标签……040

选择糖含量低的辅食泥……040

6月龄开始，多吃红肉泥……041

选择富含优质蛋白质的辅食泥……041

选择有一定黏稠度的辅食泥……041

从成分简单的辅食泥开始添加……042

第2章 ｜ 乳制品别选贵的，只选对的

牛奶……046

你需要了解的知识点都在这里……046

巴氏杀菌乳和超高温灭菌乳是含奶100%的

好牛奶……047

调制乳，含奶量在80%以上……048

配料表首位是水的乳制品，根本不算是奶……049

跟着老爸一起选……050

老爸实验室……058

酸奶……062

你需要了解的知识点都在这里……062

只含有奶和发酵剂——发酵乳和酸乳……062

至少含有80%的奶——风味发酵乳和风味

酸乳……063

活菌饮料并不是酸奶⋯⋯064

跟着老爸一起选⋯⋯064

干酪⋯⋯069

你需要了解的知识点都在这里⋯⋯069

干酪⋯⋯069

再制干酪⋯⋯070

跟着老爸一起选⋯⋯071

尽量选择干酪⋯⋯071

参考"两高两低"原则⋯⋯072

奶片⋯⋯074

你需要了解的知识点都在这里⋯⋯074

奶片不等于压制的奶粉⋯⋯074

奶片的含糖量一点都不低⋯⋯075

奶片不适合用来补钙⋯⋯075

跟着老爸一起选⋯⋯076

选择大品牌⋯⋯076

选择成分简单、糖含量低的奶片⋯⋯077

选购小技巧：闻一闻、尝一尝⋯⋯077

老爸实验室⋯⋯079

第3章 | 关于儿童调味品及调味食品的真相

食用油……084

你需要了解的知识点都在这里……084
宝宝每天要吃多少油……084
不同食用油的特点……085

跟着老爸一起选……086
多吃植物油，少吃动物油……087
选择富含α-亚麻酸的食用油……087

橄榄油……089

你需要了解的知识点都在这里……089
为什么都说橄榄油健康……089
橄榄油真的是健康的代名词吗……090
市售的进口橄榄油好吗……091

儿童酱油……093

你需要了解的知识点都在这里……093
酱油的分类……093
衡量酱油质量的重要指标——氨基酸态氮……094
酱油中的添加剂……094
儿童酱油的营养真相……094

跟着老爸一起选……097

买额外添加成分少的酿造酱油⋯⋯097

选购小技巧：视觉观察⋯⋯097

选购小技巧：吃前摇一摇⋯⋯098

老爸实验室⋯⋯099

儿童榨菜⋯⋯102

你需要了解的知识点都在这里⋯⋯102

儿童榨菜和普通榨菜在配料上有区别吗⋯⋯102

儿童榨菜的钠含量更低吗⋯⋯103

第4章 | 营养补充剂的正确使用方法， 爸妈真的了解吗

钙剂⋯⋯108

你需要了解的知识点都在这里⋯⋯108

钙应该摄入多少⋯⋯108

钙最好通过食物来补充⋯⋯109

跟着老爸一起选⋯⋯110

选择适当形式的钙⋯⋯111

留心每款产品具体的钙含量⋯⋯111

留心糖含量高的钙剂⋯⋯111

老爸实验室⋯⋯113

维生素D……116

你需要了解的知识点都在这里……116

维生素D应该摄入多少……116

什么人需要补充维生素D……117

食物能补充维生素D吗……118

跟着老爸一起选……119

维生素D、鱼肝油、鱼油与维生素AD合剂的

对比……119

选择适当形式的维生素D……119

购买不含香精、色素和糖的维生素D补充剂……120

老爸实验室……121

DHA……123

你需要了解的知识点都在这里……123

什么是DHA……123

DHA应该摄入多少……123

鱼油vs鱼肝油……124

如何通过食物来补充DHA……125

跟着老爸一起选……125

老爸实验室……127

儿童蛋白粉……130

你需要了解的知识点都在这里……130

蛋白粉的原料是什么，补充蛋白质的效果是否

更好……130

孩子需要额外补充蛋白质吗……131

蛋白粉中的"不健康"成分……132

乳铁蛋白……135

你需要了解的知识点都在这里……135

什么是乳铁蛋白……135

宝宝是否需要摄入乳铁蛋白……136

吃乳铁蛋白就一定会提高宝宝的免疫力吗……136

跟着老爸一起选……137

最好选择营养成分表上清晰地标注出乳铁蛋白

含量的产品……137

含不适合宝宝食用成分的不要选……138

看清产品的适用范围……138

铁剂……141

你需要了解的知识点都在这里……141

贫血与缺铁……141

铁应该摄入多少……142

食物是铁的良好来源……143

跟着老爸一起选……144

优选有机铁……145

注意选择合适的剂型……146

老爸实验室……148

锌剂……151

你需要了解的知识点都在这里……151

中国孩子普遍缺锌，是真的吗……151

宝宝需要补锌吗……152

适合补锌的食物……153

跟着老爸一起选……154

老爸实验室……155

益生菌……158

你需要了解的知识点都在这里……158

什么是益生菌……158

真的需要给宝宝吃益生菌产品吗……159

哪些益生菌宝宝可以吃……159

益生菌的健康效果……160

跟着老爸一起选……161

选择标注菌种、菌株号的产品……161

活菌数量要足够多……161

选择含有益生元的产品……161

选择合适的剂型……162

不含糖或者甜味剂……162

注意正确的服用方法……162

咨询医生，按需选择……163

老爸实验室……164

第5章 | 儿童食品"红绿灯"

巴沙鱼和龙利鱼……170

你需要了解的知识点都在这里……170
真假"龙利鱼"……170
巴沙鱼和龙利鱼的营养价值……172

跟着老爸一起选……173
比价格……173
查包装……173
尝口感……173
买整条鱼……174

老爸实验室……175

鳕鱼……179

你需要了解的知识点都在这里……179
并不是名字里带"鳕"的就是鳕鱼……179

跟着老爸一起选……184
最好买带有商标和独立包装的鳕鱼……184
通过鱼的外观初步判断……184
关注产品包装上鳕鱼的拉丁名称……185

老爸实验室……185

牛油果……187

你需要了解的知识点都在这里……187

牛油果的营养成分……187

牛油果适合宝宝吃吗……188

跟着老爸一起选……189

果汁……192

你需要了解的知识点都在这里……192

果汁饮料不等于果汁……192

果汁的分类……193

为什么冷压果汁营养最好……195

跟着老爸一起选……196

看清标识……196

尽量给宝宝食用新鲜水果……196

巧克力……199

你需要了解的知识点都在这里……199

巧克力的原料……199

巧克力的分类……200

孩子能吃巧克力吗……204

加工肉制品……207

你需要了解的知识点都在这里……207

为什么说加工肉制品不利于健康……207

加工肉制品中的亚硝酸盐对人体有危害吗……209

跟着老爸一起选……210

儿童牛排……212

你需要了解的知识点都在这里……212

牛排的分类……212

什么是儿童牛排，适合孩子吃吗……214

跟着老爸一起选……214

看配料表……214

看执行标准……215

看外形……215

观察解冻状态……216

老爸实验室……217

第 **1** 章

呵护，
从宝宝的
第一口食物
开始

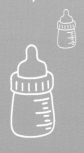

奶粉

> **老爸说：**每一位新生儿家长都会关注婴幼儿配方奶粉，不少粉丝都希望老爸评测能推荐一款好的婴幼儿配方奶粉。但奶粉食用效果因人而异，无论推荐哪一款都不能说是最好的，因为总会不适合一些宝宝。老爸评测汇总并解答了一些大家比较关心的有关婴幼儿配方奶粉的问题，希望在宝爸宝妈们选购奶粉时，能够提供一些参考。

你需要了解的知识点都在这里

■ 婴幼儿配方奶粉的成分知识

婴幼儿配方奶粉的成分要求

食品安全国家标准（国标，下同）《婴儿配方食品》（GB 10765—2021）、《较大婴儿配方食品》（GB 10766—2021）和《幼儿配方食品》（GB 10767—2021）对婴幼儿配方奶粉的成分作出了要求。婴幼儿配方奶粉含有必需成分和可选择成分，这些成分都会在营养成分表中标注出来，合格的婴幼儿配方奶粉在必需成分上都相同，差异主要体现在可选择成分、工艺和原料上，国标中婴儿配方奶粉（1段）、较大婴儿配方奶粉（2段）、幼儿配方奶粉（3段）的成分对比见表1.1。

表1.1　1段奶粉、2段奶粉和3段奶粉的成分对比

成分要求	婴儿配方奶粉（1段）：适合0~6个月	较大婴儿配方奶粉（2段）：适合6~12个月	幼儿配方奶粉（3段）：适合12~36个月
必需成分	蛋白质 脂肪 碳水化合物 14种维生素 12种矿物质	蛋白质 脂肪 碳水化合物 14种维生素 12种矿物质	蛋白质 脂肪 碳水化合物 13种维生素 10种矿物质
可选择成分	肌醇、牛磺酸、左旋肉碱、DHA、ARA等	肌醇、牛磺酸、左旋肉碱、DHA、ARA等	硒、锰、胆碱、肌醇、牛磺酸、左旋肉碱、DHA、ARA等

为什么婴儿配方奶粉中会添加乳清蛋白

母乳蛋白质中，乳清蛋白和酪蛋白的比例大概是7∶3，牛乳中乳清蛋白和酪蛋白的比例大概是2∶8（如图1.1）。众所周知，婴儿配方奶粉代替的是母乳，所以在成分上要无限接近母乳。因此，婴儿配方奶粉中必须要加入乳清蛋白来调节蛋白质比例。此外，酪蛋白也不利于新生儿消化吸收，还容易引起过敏。

"乳清蛋白粉"或者"脱盐乳清粉"都是婴幼儿配方奶粉中经常添加的原料。国标中规定，1段奶粉中乳清蛋白的含量不得小于60%，2段奶粉中乳清蛋白的含量不得小于40%。3段奶粉虽然没

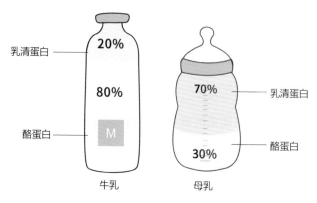

图1.1　牛乳和母乳中的蛋白质比例示意图

有规定乳清蛋白的含量，但是对于蛋白质的总含量有严格要求。

国外没有特别规定婴幼儿配方奶粉中的蛋白质比例，而国标对配方奶粉中的蛋白质含量有明确要求，具体可见表1.2。国产奶粉和国行奶粉都是严格按照国标制定的配方进行生产，家长不必担心奶粉中原料配比不协调的问题。

表1.2　国标对婴幼儿配方奶粉中蛋白质含量的规定

奶粉类别	具体类型	蛋白质含量（g/100kJ）		蛋白质含量（g/100kcal）	
		最小值	最大值	最小值	最大值
婴儿配方奶粉（1段）/g	乳基	0.43	0.72	1.8	3.0
	豆基	0.53	0.72	2.2	3.0
较大婴儿配方奶粉（2段）/g	乳基	0.43	0.84	1.8	3.5
	豆基	0.53	0.84	2.2	3.5
幼儿配方奶粉（3段）/g	/	0.43	0.96	1.8	4.0

为什么要添加乳糖

很多家长会有疑问：乳糖为什么会排在配料表中比较靠前甚至是第一的位置呢？加了这么多糖会不会对宝宝不利？其实，母乳中给宝宝提供能量的碳水化合物主要就是乳糖。乳糖的甜度大概只有蔗糖的1/3，对于宝宝的味觉发育和牙齿具有一定的保护作用。乳糖除了能提供能量，还可以调节益生菌菌群，促进钙、镁、锌等矿物质的吸收。

为了模拟母乳成分，国标规定1段和2段奶粉中的乳糖含量不得小于总碳水化合物的90%，3段奶粉中的乳糖含量也不得低于50%。这也就是乳糖在配料表中排名靠前的原因了。

国外没有对婴幼儿配方奶粉中乳糖的含量做具体要求。比如，荷兰版某1段奶粉就添加了麦芽糊精取代部分的乳糖，乳糖的含量只有87.32%，不足国标要求的90%。再比如，德国版某1段奶粉，添加了淀粉来增加饱腹感，以此降低乳糖的添加量，乳糖含量依然达不到国标要求的90%。

麦芽糊精、淀粉也是碳水化合物，可以给宝宝提供能量，但是在营养上却不如乳糖。加了这些成分虽然可以让宝宝耐饿，但宝宝可能会变得"虚胖"。麦芽糊精的价格差不多是乳糖的1/5，商家添加麦芽糊精也有降低成本的小心思。

麦芽糊精、淀粉等本身没什么问题，但成分越接近母乳的婴幼儿配方奶粉越好。所以，1段和2段奶粉最好选择不含麦芽糊精和淀粉的。2段以上奶粉也尽量选择乳糖在配料表中排在麦芽糊精、淀粉等前面的。如果有乳糖不耐受的宝宝、早产儿或者低体重的宝宝，再考虑选择添加了其他类型碳水化合物的奶粉。

■ 如何知道奶粉中的DHA有没有加足量

宝爸宝妈们对DHA（二十二碳六烯酸）和ARA（也叫AA，花生四烯酸）应该不会陌生，这两种物质对宝宝的视力和智力发育有一定的帮助。虽然DHA和ARA是可选成分，但是现在市面上售卖的婴幼儿配方奶粉一般都会添加。如何知道DHA和ARA有没有加够量呢？

食品安全国家标准《预包装特殊膳食用食品标签通则》（GB 13432—2004）是这样规定的：在1段奶粉中，DHA的添加量要不小于总脂肪酸的0.2%，才算含有DHA，而且至少要添加相同量的ARA（AA）。在2段奶粉中，如果DHA可以起到帮助宝宝视力发育的作用，那么含量不能小于总脂肪酸的0.3%。

所以判断DHA是否加足量，关键还是要看营养成分表。有的奶粉会直接标出来DHA占总脂肪酸的百分比，这种情况可以直接判断。另外有一些婴幼儿配方奶粉只标了DHA的含量，也可以参考下面的公式自己算出来。

DHA占总脂肪酸的百分比=标出的DHA含量÷脂肪的含量×100%，比如某款婴幼儿配方奶粉的营养成分表如表1.3所示，其中DHA的含量为31.8mg/100g，即0.0318g/100g；脂肪的含量是22.6g/100g。

那么该款奶粉DHA占总脂肪酸的百分比为：

$0.0318 \div 22.6 \times 100\% \approx 0.14\%$。

表1.3　某款婴儿配方奶粉的营养成分表

项目	每100g粉末	每100mL标准冲调液
能量	2022kJ 483kcal	295kJ 71kcal
蛋白质	15.6g	2.28g
脂肪	22.6g	3.3g
亚油酸	3.93g	0.57g
二十碳四烯酸（ADA）	68.9mg	10.1mg
二十二碳六烯酸（DHA）	31.8mg	4.6mg
碳水化合物	52.8g	7.7g
低聚半乳糖	2.70g	0.39g
牛磺酸	31.3mg	4.6mg
维生素A	1722IU[1] 520μgRE[2]	253IU 76μgRE
维生素D	308IU 7.7μg	45IU 1.1μg

①IU为国际单位
②RE为视黄醇当量。1μgRE=1μg全反式视黄醇（维生素A）=3.33IU维生素A

OPO可以预防宝宝便秘吗

OPO是"1,3-二油酸-2-棕榈酸甘油三酯"的简称，也是母乳中的一种脂肪结构。OPO可以促进棕榈酸和钙的吸收，缓解宝宝便硬和便秘的症状。但是便硬和便秘的出现也不仅仅是因为缺少OPO，毕竟婴幼儿配方奶粉的成分和母乳有着很大区别。

要注意有些产品添加OPO只是为了抬高身价，OPO的添加量非常少，其中的含量跟母乳相差很多。

如果宝宝真的有便硬或便秘，想要购买含有OPO的婴儿配方奶粉，那么请横向比较营养成分表，尽量选择OPO含量高的。不然高价购买的OPO奶粉很可能跟一般奶粉没什么差别。

添加益生菌、益生元的婴幼儿配方奶粉更好吗

婴幼儿配方奶粉中加入益生菌或者益生元，一般是为了让宝宝排便更通畅。如果在婴幼儿配方奶粉中添加益生菌，那么活菌数应不低于10^6CFU/g（mL），菌种（菌株号）应符合我国允许用于婴幼儿食品的菌株名单。宝爸宝妈们要注意，添加了益生菌却没有标明具体菌株的产品尽量不要选。

益生菌和益生元的健康效果，与它们的组合、功能，以及加入的量有关，怎么判断它们是否真的对宝宝有益呢？大家可以根据标签或者官网信息，查看一下是否有相关的参考文献或是临床验证类的科学研究支持。如果都没有，那就不过是噱头和卖点而已。

奶粉中可以添加香兰素和乙基香兰素吗

香兰素和乙基香兰素属于香精。根据国家标准，使用范围覆盖0～6个月的婴儿配方奶粉中不得添加任何食品用香料，也就是说1段奶粉中不可以添加上述两种成分，但是2段及以上的奶粉里可以添加上述两种成分。

不建议宝宝过早尝试香精、糖、甜味剂和盐。如果长期食用这些成分，可能会加重宝宝的口味，让他们不易接受清淡的食物，容易出现挑食、偏食的现象，甚至会增加龋齿和肥胖的概率。

■ 婴幼儿配方奶粉的工艺知识

婴幼儿配方奶粉的生产工艺分为三种：湿法工艺、干法工艺和干湿法复合工艺。

湿法工艺

湿法工艺的流程如图1.2所示。湿法工艺的优点有：①原料乳是新鲜的牛奶或羊奶，能保证婴幼儿配方奶粉的新鲜程度。②绝大多数配料都溶解在原料乳中，营养素的混合更均匀。③混合均匀后，一次成粉（只经过一次喷雾干燥），降低了被污染的风险。

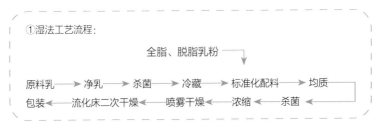

图1.2　婴幼儿配方奶粉湿法工艺流程图

湿法工艺也有缺点：①湿法工艺的复杂程度高，会导致生产成本升高。②湿法工艺因为用的是新鲜原料乳，所以需要厂家有自己的奶源，也就是牧场，并且工厂要建在离牧场较近的地方。③杀菌和喷粉过程的温度较高，会导致部分对热敏感的营养素的流失，比如维生素C、维生素B_{12}等。不过厂家在设计配方的时候，已经把这部分损失考虑进去了，因此消费者不必担心营养素不达标。

干法工艺

干法工艺的流程如图1.3所示。相对于湿法工艺来说，干法工艺有如下优点：①工艺简单，成本低，不受产奶季和产奶量的影响。②不经过二次高温处理，营养损失小。

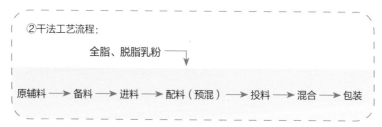

图1.3　婴幼儿配方奶粉干法工艺流程图

干法工艺的缺点是：①奶源用的是"大包粉"，再跟其他的营养素以粉状形式混合。一些添加量较低的营养素（如维生素B_{12}、叶酸和硒等）混合的均匀程度不如湿法工艺。②新鲜程度和安全程度不如湿法工艺。

干湿法复合工艺

干湿法复合工艺几乎包含了全部的湿法工艺和部分的干法工艺。所以，它既有湿法工艺的优点（比如奶源也是新鲜的牛奶或羊奶、大部分营养素混合的均一性较好），也有干法工艺的优点（比如热敏感营养素是在后续干法工艺中加入的，可以降低损失量）。总体上，干湿法复合工艺要优于单纯的干法工艺。另外，国家要求干湿法复合工艺要在同一厂区完成，这也保证了干湿法复合工艺的优势。

哪种工艺比较好

建议家长首选用湿法工艺和干湿法复合工艺生产的婴幼儿配方奶粉。使用这两种工艺的具体判断方法可以去特殊食品信息查询平台查询，网址是http://tsspxx.gsxt.gov.cn/tyyp/ypindex.xhtml。

跟着老爸一起选

■ 奶粉应该用多少度的水冲泡

很多家长认为，婴幼儿配方奶粉是粉状的，肯定是无菌的、安全的。但事实并非如此，像阪崎肠杆菌，便是里面最常见的菌类。造成婴幼儿配方奶粉中含有阪崎肠杆菌的主要原因如表1.4所示。

表1.4　婴幼儿配方奶粉中阪崎肠杆菌的3个主要来源

来源	原因
原料	原料、辅料、食品添加剂、营养强化剂微生物控制欠佳
加工过程	关键控制点控制不足，环境卫生较差
冲调、放置条件	奶粉冲调湿度或放置条件不当

为了杀灭阪崎肠杆菌，建议用不低于70℃的热水冲泡婴幼儿配方奶粉。鉴于目前大部分的厂商对于冲泡温度的建议仍然在

40~50℃，联合国粮农组织（FAO）和世界卫生组织（WHO）甚至直言厂家说明书应该按照其危险评估结果进行修改。FAO和WHO在2007年合编的《安全制备、贮存和操作婴幼儿配方奶粉指导原则》中也做了详细的操作说明。

> **延伸阅读** 安全制备、贮存和操作婴幼儿配方奶粉指导原则
>
> 1.清洗和消毒配制喂养液的操作面。
>
> 2.用肥皂和水洗手，并用干净布或一次性餐巾纸擦干。
>
> 3.煮沸足量的安全饮用水。如果使用自动电热壶，应等到壶断电为止，否则应确保水达到沸腾。注意，瓶装水并非无菌，必须在使用前烧开。配制婴幼儿配方奶粉永远不要使用微波炉，因为不均匀加热可以产生"热点"，会烫伤婴幼儿口腔。
>
> 4.注意避免婴幼儿烫伤，将略微冷却的适量开水（但不要低于70℃）倒入清洁消毒好的奶杯或奶瓶。为达到这一温度，水在沸腾后的放置时间不要超过30分钟。
>
> 5.按标签所示向水中加入准确分量的配方奶粉。多于或少于要求的量都会使婴儿患病。
>
> a.如果使用奶瓶：按厂商说明将清洗和消毒后的奶瓶组件组装好。轻轻摇晃或转动至喂养液彻底融合，注意避免烫伤。
>
> b.如果使用奶杯：用洗净和消毒的勺子搅拌喂养液至混合均匀，注意避免烫伤。
>
> 6.将配制后的喂养液用流动的自来水，或放入装有冷水或冰水的容器中，迅速冷却至喂养温度。确保冷却水的水平面低于奶杯的上沿或奶瓶瓶盖。
>
> 7.用清洁的餐巾或一次性餐巾纸将奶杯或奶瓶外部擦干。
>
> 8.因为配制喂养液时使用了很烫的水，所以，在喂养前测试喂养液的温度很重要，以免烫伤婴儿口腔。必要时按步骤6继续冷却。
>
> 9.将两小时内未用完的喂养液倒掉。

看到这里，很多家长会产生疑惑，"用不低于70℃的热水冲泡婴幼儿配方奶粉会有风险吧？这么烫的水温，孩子怎么喝啊？"对此，FAO和WHO的解释是：用不低于70℃的热水冲泡婴幼儿配方奶粉，不仅可以有效杀死奶粉中的一切阪崎肠杆菌，还可以将奶液的保存时间延长至2小时。如果用50℃的热水冲泡奶粉，是无论如何也不能降低感染阪崎肠杆菌的风险的。

至于"这么烫，孩子怎么喝"的问题，可以用自来水冲奶瓶或者放入装有冷水的容器中迅速冷却至可喂养温度。尽管麻烦了些，但是和安全相比，这些都不算什么。

还有家长问："用70℃的水冲奶粉，不是杀敌一千自损八百的方法吗？这么高的水温，奶粉中的营养都被破坏了！"其实，用不低于70℃的热水冲泡奶粉，对奶粉中营养元素的影响非常有限。FAO和WHO曾做过实验，发现用70℃以上的水冲泡奶粉虽然会导致维生素受到一些破坏，但维生素水平降低得并不显著，维生素C是唯一受到严重影响的维生素。可当用开水冲泡后，部分奶液中的维生素C含量仍旧高于标示水平。安全和这点维生素含量相比孰轻孰重，相信大家心里自有抉择。

热水冲泡奶粉确实会影响其中益生菌的活性，但是奶粉中的益生菌的含量本来就很有限。如果宝宝身体内缺少某种菌，最好是去医院接受检查并遵医嘱，医生会给宝宝开出针对性的药品（一般是某种菌粉）来治疗。

■ 进口奶源更好吗

很多家长倾向于选择国外奶源的婴幼儿配方奶粉，觉得国外的奶源质量比较高。老爸评测建议，无论奶源是国外的还是国内的，先翻到背面查看配料表，尽量选择主要由生牛乳（奶）、脱脂牛乳（奶）生产的婴幼儿配方奶粉，也就是原料是液体，而不是粉的。

采用液态奶生产的婴幼儿配方奶粉在新鲜和安全程度上都优于用奶粉生产的。因为多数进口的奶粉原料，在行业内被称为"大包粉"。这种大包粉是在国外生产，通过海运进口到国内，加上报关、入关等流程，再到用于生产婴幼儿配方奶粉，差不多需要半年左右的时间，不仅新鲜度大打折扣，一系列的运输、存储过程还会增加奶粉被污染的概率。

但凡强调"100%进口奶源"的奶粉，用的基本都是这种大包粉。你真以为是进口液体奶到了国内再加工？想想这个成本差异，应该明白了吧。

■ 海淘的奶粉安全吗

不建议家长选购海淘奶粉。

原因一：各国的婴幼儿配方奶粉执行的配方标准和我国不同，这会导致奶粉营养成分的差异。虽然婴幼儿配方奶粉都是给宝宝喝的，但是各国在制定婴幼儿配方奶粉的标准时，为了更好地适应本国婴幼儿的需求，在国际食品法典委员会

（CAC）制定的Codex标准基础上，还会考虑本国婴幼儿的饮食、体质和母乳成分等因素。

原因二：真假难辨，而且在运输、存储和分销的过程中都会对配方奶粉的品质造成一定的影响，出了问题也难以维权。大家有兴趣的可以了解一下我国对海淘产品的法律规定。海淘是消费者和国外卖家建立的买卖关系，代购方（包括平台）只是负责运货而已。一旦出了问题，你会知道国外卖家是谁吗？

如果要买国外的奶粉，建议购买原装进口的，也就是"行货"。正规的国行奶粉上面会加贴中文标签，这样的奶粉不仅是正规进口的，配方也是按照我国标准制定的，更适合中国宝宝。总的来说，宝爸宝妈们要根据宝宝的具体情况选奶粉，适合的才是最好的。其实，如果现实条件允许，大家可以适当延长母乳喂养的时间，逐渐添加辅食（6个月以后），保证宝宝的营养。

据我们所知，某些国产的婴幼儿配方奶粉，在配方、设备和工艺等方面都已达到世界先进水平。所以对于想选择国产奶粉的家长，也可选择自有牧场的大型企业生产的婴幼儿配方奶粉。

■ 吃配方奶粉的宝宝还用补充维生素D吗

《中国居民膳食指南》建议：在婴儿出生后2周左右，每日要补充10μg维生素D，相当于400IU（国际单位）。

母乳中几乎不含维生素D，所以纯母乳喂养的宝宝，可以通过维生素D油剂或乳化水剂来补充维生素D。混合喂养或吃婴幼儿配方奶粉的宝宝，家长们可根据每天的奶量和奶粉的营养成分表来计算每日维生素D的摄入量，如果达不到10μg，则需要补充维生素D。

举个例子，2～4周的宝宝每次奶粉用量为4平匙，每平匙奶粉是4.5g，每天喂5次，那么每天的奶粉用量就是4×4.5×5=90g。家长们计算时要按照宝宝每天实际奶粉用量来计算。

如某款奶粉维生素D的含量为7.1μg/100g奶粉，那么维生素D的摄入量就为7.1×0.9=6.39μg，达不到每天10μg的推荐量，需要额外补充。

■ 宝宝满周岁后，妈妈的母乳就没营养了吗

有的家长会听到这样的声音："宝宝1岁以后，妈妈的母乳就没有营养了，应该喝配方奶粉来补充营养。"这种说法纯属"妖言惑众"，是商家的小伎俩，主要是为了让消费者继续选购配方奶粉。可是对于1岁以上的宝宝，配方奶粉本来就不是必需品。《中国居民膳食指南》建议母乳喂养应持续到2岁或以上，孩子完全可以通过母乳加辅食获得所需要的营养。婴幼儿配方奶粉永远是妈妈无法进行纯母乳喂养时的无奈选择。

■ 配方奶粉要喝到学龄前吗

很多商家宣传，婴幼儿配方奶粉至少要喝到3岁，最好喝到

学龄前，甚至还有5段奶粉在售卖。有关配方奶粉的分段规则大家可以见表1.5。其实，宝宝满周岁后，各种营养素的主要来源就是辅食了。想让宝宝的营养全面均衡，主要取决于合理的饮食搭配。对于奶的需求，完全可以用巴氏鲜奶、常温奶、普通奶粉、酸奶和奶酪等替代。

表1.5　配方奶粉的分段规则

分段	1段	2段	3段	4段	5段
年龄	0~6月龄	7~12月龄	1~3岁	3~6岁	6~12岁

■ 羊奶粉比牛奶粉好吗

想必家长们在选择奶粉的时候都听过"羊奶粉更接近母乳、脂肪球小更好吸收、不容易导致宝宝过敏……"这些其实都是商家忽悠消费者的小伎俩。

羊奶中乳清蛋白和酪蛋白的比例和牛奶差不多，也是接近2∶8，跟母乳的6∶4差远了，还是要通过添加乳清蛋白来调节蛋白质的比例的。所以，但凡宣称羊奶接近母乳的，纯属虚构。

羊奶的脂肪球确实要比牛奶小一点，不过羊奶不等于羊奶粉！目前也还没有研究证明羊奶不容易"上火"，更没有研究表明牛奶会"上火"。况且，很多婴幼儿配方奶粉利用的是脱脂奶源，再通过添加一定比例的植物油来模拟母乳脂肪成分。既然用的是脱脂羊奶粉，还何谈羊奶粉的脂肪球利于宝宝吸收？这就是智商税啊。

宝宝过敏主要是由奶粉中的蛋白质引起的，而羊奶蛋白质与牛奶蛋白质结构类似，这就是有些宝宝喝了羊奶粉也会过敏的原因。当然的确有少部分人对牛奶过敏但对羊奶不过敏，如果仅仅为了这一点小概率的益处而想冒险尝试羊奶粉，不如我们先来了解一下羊奶粉中的猫腻。比如配料表中的"脱盐乳清粉"和"浓缩乳清蛋白"等蛋白质成分，到底是从羊奶还是牛奶中提取的呢？还希望各厂家标注清楚。如果是从牛奶中提取的，那恐怕对牛奶蛋白质过敏的宝宝喝了这样的羊奶粉也一样会过敏。

羊奶和牛奶确实有些区别，但是经过标准化调配成配方奶粉之后，区别真的就不大了。所以，要以一颗平常心来看待羊奶粉，不要听信商家的吹捧。如果对羊奶粉有特别的执念，那就选择"纯粹"一点的羊奶粉。凡是没有标明乳清粉和乳清蛋白来源的羊奶粉就不建议选择了。

■ 过敏宝宝的奶粉选购知识

家有过敏体质的宝宝，家长在选择婴幼儿配方奶粉时会很纠结，总是担心水解蛋白奶粉没营养，不敢给宝宝长期吃。可是吃普通奶粉，宝宝又会出现过敏症状。那么过敏宝宝的奶粉应该怎么选呢？

宝宝吃奶粉过敏的原因

宝宝吃奶粉过敏主要有两种原因：乳糖不耐受和蛋白质过

敏，更严重的宝宝可能二者兼具。所以，我们要先确定宝宝属于哪种情况，才知道怎么选奶粉。图1.4是奶粉过敏的原因分析和对应的奶粉选购建议，大家可以参考。

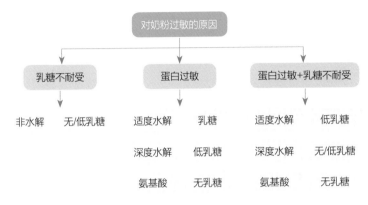

图1.4　奶粉过敏的原因和对应的选购建议

乳糖不耐受

乳糖不耐受是指吃了乳和乳制品后，人体把摄入的乳糖当成有害的物质，产生特异性IgG，并与食物颗粒形成免疫复合物，从而导致腹胀、腹泻、腹痛等消化道症状。所以，如果宝宝只是乳糖不耐受，那就完全没必要吃水解蛋白奶粉，只需选择无乳糖或低乳糖配方的奶粉即可。

这类奶粉的碳水化合物一般是葡萄糖、玉米糖浆、麦芽糊精等，虽然可以给宝宝提供能量，但营养价值远不如乳糖。乳糖在成本上也比其他碳水化合物贵得多。随着宝宝腹泻症状逐渐消失，可以再慢慢过渡到普通奶粉。

蛋白过敏

如果宝宝喝了无乳糖的奶粉依然会过敏，那基本就是蛋白质引起的过敏了。对牛奶蛋白过敏，而对羊奶蛋白不过敏的宝宝，配方羊奶粉是首选。但这样的宝宝只是少数，不如在医生或临床营养师的指导下选择水解蛋白奶粉，从而缓解宝宝吐奶、胀气、腹泻甚至是湿疹等过敏症状。

水解蛋白配方奶粉大致分为三类：适度水解配方奶粉、深度水解配方奶粉和氨基酸配方奶粉。

● 适度水解配方奶粉

轻度蛋白质过敏的宝宝，可选择适度水解配方奶粉。这类奶粉只是把蛋白质"剪切"成小片段，其他配方与普通配方奶粉类似，所以不用担心营养不够。但有一点需要注意，如果宝宝没有乳糖不耐受，就不要选择无乳糖或低乳糖配方的奶粉。因为乳糖的一些营养价值，是其他碳水化合物无法替代的。

● 深度水解和氨基酸配方奶粉

对于中重度过敏的宝宝，就要考虑深度水解和氨基酸配方奶粉了。深度水解配方奶粉，就是把蛋白质"剪切"成更小的片段——短肽。氨基酸配方奶粉，是将蛋白质进一步"剪切"至最小单位——氨基酸。提前把蛋白质分解，就能从根本上防止宝宝过敏。这两种奶粉，都属于特殊医学用途婴儿配方食品，要在医生或临床营养师的指导下食用。要注意的是，这两种奶粉味道会比较苦涩，苦涩的味道来自于氨基酸。

表1.6是3类水解蛋白配方奶粉的水解程度和适用类型对比，大家可以快速查看。

表1.6　3类水解蛋白配方奶粉的水解程度和适用类型对比

分类	水解程度	适用类型
适度水解配方奶粉	小分子蛋白、长短肽、氨基酸	预防或轻度过敏
深度水解配方奶粉	短肽、氨基酸	中重度过敏
氨基酸配方奶粉	氨基酸	严重过敏

至于大家最担心的营养方面，其实这类奶粉跟一般的婴幼儿配方奶粉相差不大，也可以满足宝宝的生长发育需求，不过长期吃这样的奶粉，需要更注重添加辅食，其他无需太过担心。

过敏宝宝会自行恢复吗

大部分对乳蛋白过敏的宝宝是可以自愈的，只是自愈的时间不确定，3岁、5岁、10岁……都有可能。家长们不要着急转换奶粉，毕竟长期接触过敏原对生长发育的伤害，要比这一点营养损失大得多。如果再因此导致宝宝吃奶量下降，就更得不偿失了。待宝宝免疫系统逐渐发育完善，不再把乳蛋白当成"敌人"时，再根据宝宝的情况，逐渐过渡即可。

另外，换回普通奶粉或尝试牛奶前，一定要先去医院，在医生的指导下转换奶粉。

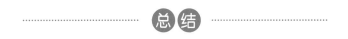
总 结

最后，老爸评测再把本节的知识点总结一下，希望每位宝宝都能喝到适合自己的好奶粉。

①母乳是最适合孩子的食物，选择婴幼儿配方奶粉只是无法母乳喂养的无奈之举。如果条件允许，妈妈最好可以母乳喂养至宝宝2岁，甚至更久。

②给宝宝选购奶粉时，一定要看配料表，添加了香精的婴幼儿配方奶粉就尽量不要给宝宝选购了；可以选择可选成分添加量和种类比较多的，比如乳铁蛋白、OPO结构脂。

③湿法工艺和干湿法复合工艺优于单纯的干法工艺。

④不要盲目相信国外的奶粉，很多国家的婴幼儿配方奶粉的标准与我国的出入较大，海淘或是代购的奶粉并不一定适合我国的宝宝，出了问题也难以维权。建议优选国产和国行奶粉。

⑤如果宝宝吃奶粉过敏，首先要弄清楚宝宝过敏的原因。如果是乳糖不耐受，选择无乳糖或低乳糖的配方奶粉就可以了。如果是对蛋白质过敏，建议及时就医，根据医生的指导选择特殊医用的奶粉。

⑥建议用不低于70℃的热水冲泡婴幼儿配方奶粉。高温水冲泡奶粉损失的营养是有限的。

婴儿专用饮用水

老爸说： 婴儿喝的水和成年人喝的水是一样吗？有观点认为：由于婴儿对水较敏感，且其肾脏功能尚未发育成熟，因此喝的水要尤其讲究。有的"专家"说："纯净水没有矿物质，长期喝对人体有危害。"有的"专家"则说："矿泉水矿物质含量太高，长期喝也不好。"于是，宣称矿物质不高也不低且无菌的"婴儿专用饮用水"应运而生。它到底好不好？适不适合婴幼儿喝？值不值得买呢？本篇咱们就来扒一扒婴儿专用饮用水（简称"婴儿水"）。

你需要了解的知识点都在这里

■ 什么是"婴儿水"

那些宣称专门为婴幼儿生产的饮用水，通常会自称"严格无菌""低钠、更柔和""对肾脏造成的负担小""可以增加奶粉溶解度"，等等。可是，我国当前生活饮用水水质卫生执行的是食品安全国家标准（国标，下同）《生活饮用水卫生标准》（GB 5749—2006），该标准适用人群广泛，并没有强调是否包含婴幼儿人群。从市场监管的角度来看，目前还没有专门的关于婴幼儿饮用水的标准。所以，只要符合该标准的"婴儿水"就可以被批准上市。虽然厂商宣称"婴儿水"的某些指标更为严格，对婴儿的健康更好，但实际上，这些"好处"并没有得到权威机构的认可，学术界和监管机构也并不认同。

■ "婴儿水"的矿物质含量是否更适合宝宝

"婴儿水"的宣传重点之一是它的矿物质含量"适中"，但是其中到底应该含有多少矿物质，国标是没有规定的，且目前似乎也没有统一的说法。德国儿科学会提出婴幼儿饮用水的钠含量应不大于20mg/L，而英国医疗卫生机构认为，婴幼儿喝瓶装水，钠含量只要不大于200mg/L就可以了。市面上很多纯净水，钠含量都在20mg/L以内。我们也对市面上的"婴儿水"和普通瓶装水的矿物质含量进行了比较，大家可以仔细看看本节的"老爸实验室"。

■ "婴儿水"真的需要无菌吗

"婴儿水"宣传的另一个重点是"商业无菌"，这与普通瓶装水不同。事实上，即使是婴幼儿配方奶粉，也没有要求做到商业无菌，而是允许一定数量的微生物存在，但要严格控制致病菌的数量。普通瓶装水的要求也是如此。过度强调无菌，反而不利于宝宝免疫系统的发育，会增加宝宝日后对环境过敏的概率。宝爸宝妈们更应该关注的是冲泡奶粉的水温要在70℃以上（FAO和WHO推荐）。如果还是不放心，那么即使是成年人常常直接饮用的纯净水和矿泉水，也都烧开了再给宝宝饮用吧。

|||||| 有问必答 ||||||

Q：“婴儿水”可以增加奶粉溶解度，有利于营养释放吗？

A：不同奶粉的“溶解度”差异可能会比较大，这主要和原料乳的性质以及它的化学组成有关，与制造奶粉过程中的热处理温度以及使用设备有关。水对“奶粉溶解度”的影响很小。宝宝喝下奶粉以后，只要消化吸收正常，奶粉就能为宝宝提供营养，水并不会影响营养的释放。

Q：矿泉水会增加宝宝肾脏负担吗？

A：世界各国对生活饮用水都有严格的安全标准限制。我们在市面上能买到的绝大多数矿泉水，矿物质含量都在安全标准范围内。普通瓶装水里的矿物质，其含量对于宝宝来说是安全的。家长只需要注意一点：有一些特殊的矿泉水，比如供运动员或者特殊群体饮用的，其中钠、钾的含量可能会比较高，家长在选购时一定要注意区分。

Q: 饮用纯净水会使宝宝缺乏营养吗？

A: 有些宝爸宝妈担心纯净水不含矿物质，长期饮用会影响宝宝的成长发育。其实，母乳或者配方奶粉才是宝宝获取矿物质的主要来源。即便是矿泉水，其中的矿物质含量与母乳相比也很低。在添加辅食之后，宝宝还可以从辅食中摄入充足的矿物质，宝爸宝妈大可放心。

Q: 给宝宝喝什么水好呢？

A: 我们生活中有一种质优价廉的水被很多家长都忽略了，那就是烧开的自来水。以坐标在杭州的老爸评测办公室的水质为例，经检测，烧开的水总硬度（以 $CaCO_3$ 计）在 35mg/L 左右，换算成"钙"为 14mg/L。如果是北方的自来水，硬度可能高达 300mg/L，换算成"钙"为 120mg/L。这个"钙"的数据与母乳和配方奶粉相比还是低不少的。当然，硬度高的水，口感很不好。尤其婴幼儿的口腔较敏感，用净水机降低硬度后再给婴幼儿饮用可能会更适合。最后，建议大家别再纠结饮用纯净水还是矿物质水了，那点矿物质和配方奶粉、日常饮食中获取的相比，可以忽略不计。这样一看，烧开后的自来水是不是和"婴儿水"一样安全呢？

老爸实验室

　　为了宝宝的安全，让宝爸宝妈们安心，这次我们比较了母乳、婴儿配方奶粉、普通瓶装水和"婴儿水"中矿物质的含量，看看"婴儿水"主打的"矿物质"在含量上是不是有优势。评测结果如表1.7所示。很明显，母乳和婴儿配方奶粉中的矿物质含量远远超过普通瓶装水和"婴儿水"中的含量。对于婴幼儿而言，喂养用水对矿物质摄入的影响也远远不及配方奶粉，可以用一个成语来形容——九牛一毛。

表1.7　母乳、婴儿配方奶粉、普通瓶装水和"婴儿水"中矿物质的含量

	钾（mg/L）	钠（mg/L）	钙（mg/L）	镁（mg/L）
母乳	510	170	320	30
某品牌婴儿配方奶粉	700	240	590	47.5
某品牌普通瓶装水	≥0.35	≥0.8	≥4	≥0.5
某品牌"婴儿水"	0.35~7	0.8~20	4~20	0.5~10

　　我们还比较了一下某品牌生产的"婴儿水"和普通瓶装水中的矿物质含量（表1.8）。乍一看，你是不是觉得"婴儿水"中的矿物质含量较低？再仔细看看，原来是标签上的单位不一样，需要换算。换算完后你会发现，实际上二者起点一样，只是一个有

扫描二维码，
发送"婴儿水"
查看更多内容

上限，一个无上限，全靠消费者自由想象。可以说，这款"婴儿水"和普通瓶装水中的矿物质含量相差无几，说"婴儿水"更适合宝宝饮用也只是噱头罢了。

表1.8 某品牌"婴儿水"和普通瓶装水的矿物质特征性指标对比

a.某品牌"婴儿水"的矿物质特征性指标

项目	含量（mg/L）
钾	0.35～7.00
钠	0.8～20.0
钙	4.0～20.0
镁	0.5～10.0
偏硅酸	1.8～50.0
溶解性总固体	20～100

b.某品牌普通瓶装水的矿物质特征性指标

项目	含量（μg/100mL）
钾	≥35
钠	≥80
钙	≥400
镁	≥50
偏硅酸	≥180
pH值（25℃）7.3±0.5	

有关评测的详细数据，大家可以扫码阅读。

总结

"婴儿水"的各种益处无非是商家炒作的噱头。水就是水，不应该指望它能给宝宝带来什么额外的好处。在给宝宝冲泡奶粉或者直接饮用水时，不必纠结使用哪种饮用水，烧开后的自来水就是很好的选择。但是一定要记得对奶瓶等器具进行及时消毒，用不低于70℃的热水冲调奶粉。

米粉

老爸说：宝宝到了一定月龄，一般是4~6月龄时，宝爸宝妈就要考虑给宝宝添加辅食了。提到宝宝的第一口辅食，大多数家长都会选择市面上常见的婴儿米粉。《中国居民膳食指南》中建议，宝宝在初步添加辅食的时候，应优先添加强化铁的婴儿米粉、肉泥等富含铁的泥糊状食物。为什么米粉是最适合宝宝的第一口辅食？选购婴儿米粉有哪些注意事项？这一节就带你一探究竟。

你需要了解的知识点都在这里

米粉这个"最适合孩子的第一口辅食"的头衔绝不是浪得虚名，它有两个非常大的优点。

■ 米粉的优点1——易于消化吸收，不易引起过敏

大米富含淀粉，比较.容易被消化吸收。此外，相比其他食物中的蛋白质，大米中的蛋白质也不容易引起宝宝过敏。另

外，宝宝到6月龄时，消化系统进一步发育成熟，肠道中的消化酶逐渐活跃，添加辅食有助于宝宝完成从依赖母乳营养到利用母乳外其他食物营养的过渡。

■ 米粉的优点2——营养丰富，尤其富含铁

母乳中丰富的营养的确能够满足婴幼儿早期的营养需求，但是母乳的含铁量很低。尤其是等到宝宝6月龄后，这个阶段宝宝体内储存的铁几乎已经消耗完，对铁的需求量增大，无论是母乳还是婴幼儿配方奶粉，都无法满足宝宝对铁的需求，所以必须依靠其他食物补充铁。

除了大米本身的营养，婴儿米粉还添加了钙、铁、维生素D等婴儿容易缺乏的营养素，特别是铁，对宝宝预防缺铁性贫血很重要，因此强化铁的婴儿米粉是宝宝第一口辅食的很好选择。

跟着老爸一起选

米粉的选择要注意以下几点。

■ 选择强化铁的婴儿米粉

根据儿科专家们的建议，辅食添加初期最该选的米粉，应是强化铁的米粉。WHO的数据显示，宝宝喝1L母乳最多摄入0.7mg的铁，和婴儿每天铁的需求量相比，缺口约为9.3mg。并不是所有的米粉都是强化铁的米粉，要注意查看配料表里是否有"×××铁"的添加，以及营养成分表中铁的具体含量。根据食品安全国家标准（国标，下同）《婴幼儿谷类辅助食品》（GB 10769—2010）规定，婴儿米粉中铁的含量应为0.25～0.5mg/100kJ，不在此范围内的都是不合格产品。

但铁的补充也不是越多越好。《中国居民膳食指南》中指出，婴儿每天铁的需求量为8～10mg，通过母乳、配方奶粉，以及米粉等辅食摄入的铁都应包含在内。宝宝除了从米粉中摄取铁外，如果还会另外补充铁剂或者营养强化剂，那家长在计算铁的实际摄入量时也要将其考虑在内，不要补充过量。

■ 从成分简单的米粉开始买

抛开营养强化剂，宝宝吃的米粉，原料应该从单一原料逐渐过渡到多种原料（从谷物米粉过渡到谷物加蔬果米粉），从大米米粉逐渐过渡到其他谷类米粉。如果米粉中有多种谷物成分，建议每次只添加一种新成分，等宝宝适应2～3天后，若没有出现腹泻、皮疹等状况再添加另一种新成分。

■ 选择无糖无香的米粉

好的米粉不应该添加糖以及不适合婴幼儿的添加剂，以保证天然的口感。食品中的"香气"和"甜味"不利于宝宝形成良好的饮食习惯。选购米粉时，可以多留意一下包装上的配料表，看看是否额外添加了糖和香精。

■ 选择小包装的米粉

宝宝每顿的食量不大，新手父母不好把握米粉用量。如果是小包装米粉，每次冲调时就更容易把握用量，而且也更利于长期保存。如果是大包装米粉，每次冲调后需要注意密封保存，不然米粉就可能会有受潮甚至变质的风险。

||||||| 有问必答 |||||||

Q：有机米粉会比普通米粉更安全吗？

A：谈到"有机"这个话题，很多家长总觉得有机食物不打农药、不含农药残留、更加安全，营养价值更高、更健康。事实真的如此吗？

有机食品是指有机生产、有机加工出来的一种食物。有机代表的是一个健康的、可循环的、持续稳定的农业生产体系。有机未必等于安全，至少美国农业部明确表示，他们只负责认证食品是否满足有机生产规范，而不对有机食品是否更安全作出判断。有机食品可能会降低食品的杀虫剂以及耐药菌残留，但也是可能检测出农药残留和重金属的。曾经有人在有机草莓里检测出了少量的杀虫剂鱼藤酮。重金属也有可能出现在有机食品中，因为重金属本来就存在于土壤里，并不是在种植过程中人为加入的。有机食品的标准里也没有对重金属含量作出要求。需要说明的是，检测出农药残留并不一定代表食品有问题。无论是普通食品还是有机食品，农药残留在标准里都有限值，只要在范围内，食物就是安全的。

另外，有机食品不是不用农药，只是不用"化学合成的农药"，但是依然可以使用"农家肥"和"有机农药"。像一些动物源和植物源的杀菌剂、杀虫剂，比如天然除虫菊素、鱼藤酮等，还有一些矿物来源的杀真菌剂、杀虫剂，如波尔多液、高锰酸钾等，都属于有机农药。我们也对比了几种常见的有机农药和传统化学合成农药，发现有机农药也并不都是低毒性，其中有一些农药的毒性和化学农药一样强。

有机食品的营养价值也未必高。英国食品标准局分析过55项研究发现，没有证据表明有机食品和传统食品之间的营养价值存在差异。

通过上面的分析我们就知道了，有机米粉的化学农药残留可能要低于普通米粉，但只要是合格的米粉，不管是有机的还是普通的，农药残留量都在安全范围内。无需过分迷信有机米粉。

Q：米粉也分段吗？需要按宝宝的月龄来选择分段的米粉吗？

A：细心的家长可能会发现有些品牌的婴儿米粉是分段的。但是，没必要按月龄选择分段米粉，"9月龄男宝宝专供米粉""10月龄女宝宝专供米粉"等广告宣传，不过是噱头罢了。只要米粉里添加的东西宝宝以前吃过，没有过敏，就可以尝试着吃了，没必要卡着时间点来选择对应的米粉。

Q：美国《消费者报告》称米粉重金属超标，是真的吗？

A：此前，网上一些文章说有三分之二的辅食产品"重金属超标"，引起了家长的恐慌。实际上，美国《消费者报告》并没有公布具体检测数据，通篇也没有说"超标"二字，反而告诉家长们对此"无需惊慌"。

谣言不可信，实践才是检验真理的唯一标准！从我们实测的结果来看，即使大米（水稻）有富集重金属镉和砷的特性，但在以大米为原料的米粉成品中，重金属含量也是可以控制到很低的，甚至低到未检出的程度。实测结果就摆在眼前，有些产品确实需要改进，宝爸宝妈们在挑选时尽量避开有问题的米粉就好了。

老爸实验室

为了宝宝的安全，让宝爸宝妈们安心，我们检测了十几款热门婴儿米粉。从安全性的角度考虑，我们选择的检测指标有如下几个。

亚硝酸盐

摄入亚硝酸盐过量会造成高铁血红蛋白血症，导致缺氧症状。宝宝如果长期食用亚硝酸盐超标的米粉，会影响大脑神经的发育。国标中要求亚硝酸盐的限值为2mg/kg。

硝酸盐

硝酸盐在人体内可被还原成亚硝酸盐，从而间接对婴幼儿的健康造成影响。国标中规定硝酸盐的限量为100mg/kg。

无机砷

砷是自然界广泛存在的一种化学元素，可随着工业废弃物排放到空气、水和土壤当中，所以农作物（比如大米）就会从土壤里吸收一些砷。而无机砷比有机砷对人体更有毒性，已经被列入一类致癌物。如果你知道砒霜，就会发现它也是一种无机砷。不巧的是，作为米粉主要的原料，大米比其他农作物更容易从土壤和水中吸收砷，大米中无机砷含量是其他食品的数倍。而米粉的加工过程中并不会刻意地"去除砷"。婴幼儿对砷尤其敏感，长期摄入无机砷，可能危害他们的身体、智力，影响免疫系统发育。欧盟于2015年修订了食品中无机砷的最大限量法规，大米类婴幼儿食品中的无机砷限量为0.1mg/kg。国标中规定无机砷限量为0.2mg/kg。

钠

宝宝每日钠的摄入量有限值建议，日常通过食物摄入的钠很难威胁到宝宝的健康，所以我们并不一定要检测食物中的钠含量。但是我们发现了一个有趣的事：差不多有一半品牌的米粉，包装上的钠含量都是2mg/100g。其中是否有猫腻，还是得测量一下。

检测结果如表1.9所示。由于有些产品按照国标并不适合检测亚硝酸盐和硝酸盐，所以部分样品未检测，其余几款米粉的亚硝酸盐和硝酸盐的含量均未超标。只有5号米粉的无机砷含量超过欧盟标准，但是没有超过我国的国标限量。

国标对米粉中钠的限量还是很宽泛的（不超过24mg/100g），除了5号样品因无机砷超标而未检测，实测的产品中钠含量都没有超标，但2号、3号、7号、9号产品中的钠含量超过标识值偏多。所以家长在给孩子选购米粉时，一定要注意看成分表，防止上述几种成分含量过高。

表1.9　9款米粉的检测结果

产品编号	亚硝酸盐超标	硝酸盐超标	无机砷超标	钠实测含量（mg/100g）
1	未检测	✗	✗	9.2
2	未检测	✗	✗	58.7
3	✗	未检测	✗	15.9
4	✗	未检测	✗	4
5	✗	未检测	✓	未检测
6	✗	✗	✗	未检出
7	✗	✗	✗	54.6
8	✗	✗	✗	4
9	✗	✗	✗	13.1

　　其他的一些检测指标以及具体检测结果，大家可以扫码详细阅读。

扫描二维码，
发送"米粉"
查看更多内容

　　在宝宝6月龄左右，为了预防缺铁性贫血，就可以给宝宝选择强化铁的米粉了。整体来说，目前婴儿米粉市场的产品合格率还是较高的，安全性也有比较大的保证。不过有几点需要注意：很多德国和日本的米粉中基本没有添加铁，不建议国内的宝宝食用。有些米粉被检测出添加了大量的糖，家长在选购时要多加注意。

辅食泥

宝宝每日的饮食应该保证营养均衡，除了大家熟知的婴儿米粉，还要尽早引入肉泥和菜泥。很多家长没有太多时间给宝宝制作复杂的辅食，那么符合食品安全国家标准（国标，下同）《婴幼儿罐装辅助食品》（GB 10770—2010）的成品辅食泥可以帮助家长们解决烦恼。成品辅食泥是否安全？选购时有哪些注意要点呢？这节我们就带大家一起了解一下。

你需要了解的知识点都在这里

成品辅食泥是将食材加工，经密封、杀菌、包装后出售的加工食品，有肉泥、蔬菜泥、水果泥等多种选择。很多家长都担心成品辅食泥会有质量问题，觉得不如自制辅食泥安全。其实成品辅食泥有很多优点。

■ 辅食泥的优点1——方便

成品辅食泥的第一大优点是方便，像袋装辅食泥，绝对算得上是一项伟大的发明，不仅出门携带更方便，还可以帮助家长节约烹调的时间。

■ 辅食泥的优点2——安全

很多家长担心成品辅食泥中可能有防腐剂、各种添加剂以及重金属残留，会影响宝宝的健康。事实并没有那么可怕。如今成品辅食泥的杀菌技术很成熟，不添加防腐剂也能良好保存。袋装辅食泥口味搭配合理，宝宝也很爱吃。通过观察配料表可以发现，绝大多数成品辅食泥除了食材本身之外，并不含添加剂成分。至于重金属，首先要说明，不会有产品主动添加重金属。其次，原料食材中确实可能含有重金属，但这是食物天然带的，我们自己加工辅食泥也不可能去掉原料里含有的重金属。只要是正规厂家生产、检测合格的辅食泥，重金属残留量都在标准的安全限值以内，否则不会被允许进入市场。所以，关于成品辅食泥产品的安全性，各位家长可以放心，正规厂家辅食泥生产线的卫生条件和标准都很高，并不比家长自己在家里做的差。

■ 辅食泥的优点3——营养丰富

辅食泥可以给宝宝提供丰富的营养。肉泥可以补充优质的蛋白质和吸收率非常高的血红素铁，能有效预防缺铁性贫血；蔬菜泥可以给宝宝补充维生素、矿物质以及膳食纤维；果泥可以给宝宝补充膳食纤维，毕竟1岁以下的宝宝不方便直接吃水果。

跟着老爸一起选

为宝宝选购成品辅食泥，以下几点要注意。

■ 进口辅食泥必须带有中文标签

很多家长都喜欢给宝宝买进口食品。当购买国外进口的辅食泥的时候，一定要注意包装上是否有中文标签。合格的进口食品，包装上应该具备中文标签［内容包括食品名称、配料表、营养成分表、净含量和规格、原产国（地区）、进口商、经销商、代理商信息、生产日期、保质期、贮存条件等］，这也是国家标准规定的。如果海淘代购的辅食泥不含中文标签，就意味着没有经过国内权威机构的检验检疫，如果出现问题，消费者很难维权。

■ 选择糖含量低的辅食泥

摄入过多的糖，不利于宝宝的身体健康。长期吃过多的精制糖，不仅会增加宝宝患龋齿的风险，也会增加患糖尿病的风险。因此，家长在给宝宝挑选辅食泥时，应该注意尽可能选择含糖量低的产品。

■ 6月龄开始，多吃红肉泥

宝宝6月龄的时候，身体对铁元素的需求迅速增加，而母乳中的铁含量又比较低，所以在给宝宝添加辅食时，就要保证有充足的铁供应。上一节提到，宝宝在6月龄左右可以吃强化铁的米粉，建议也可以搭配一些蔬菜泥和水果泥，增加膳食纤维的摄入。红肉泥也是血红素铁的良好来源。

■ 选择富含优质蛋白质的辅食泥

蛋白质对宝宝的生长发育至关重要。到了6月龄，如果开始减少母乳或配方奶粉的喂养量，就必须注意给宝宝提供富含优质蛋白质的辅食了。我们在挑选辅食的时候，应尽量选择优质蛋白质含量高的，像肉泥、鱼泥，都是比较好的选择。

■ 选择有一定黏稠度的辅食泥

在给宝宝选购辅食泥时，要注意购买合适黏稠度的产品。辅食泥除了能给宝宝补充部分营养，帮助和促进宝宝的消化，还能锻炼他的进食能力。所以，它既不能像米汤那么稀，又不能像米饭那么稠，应介于二者之间，类似于芝麻糊的稠度是最佳的。

■ 从成分简单的辅食泥开始添加

给宝宝吃辅食泥，家长应该循序渐进地丰富原料种类，因为宝宝需要充足的时间去适应并接受新食物，所以可以让宝宝先习惯成分单一的辅食泥2~3天，观察有没有什么不良反应，然后再添加含有其他成分的辅食泥。市面上有很多的混合辅食泥，比如混合果泥、蔬菜肉泥等，但我们建议每次只增加一种新食材即可。

||||||| 有问必答 |||||||

Q: 应该选自制辅食泥还是成品辅食泥？

A: 无论自制辅食泥还是成品辅食泥，根据每个家庭的实际情况选择即可。如果家长时间相对充裕，那么可以自制辅食泥，一次吃不完，剩余部分放入冰箱保存，一段时间内吃完就可以。如果家长的工作较忙，没有时间给宝宝做辅食，那么成品辅食泥会是更好的选择。通过可靠渠道购买的正规、合格品牌生产的成品辅食泥，营养和安全都有保障，而且省时省力。

Q: 辅食泥和米粉应该一起喂还是分开喂呢？

A: 很多家长会纠结，米糊和辅食泥应该一起喂还是分开喂，这应该取决于宝宝的接受程度和喜爱程度。新添加的食材可以先单独喂，待宝宝能接受，并且能清晰记住这种味道后，再将食材混合。已经添加过的食材都可以混合到米粉中，让米粉的味道更丰富。对于宝宝不喜欢吃的食材，可以用他喜欢的食材掩饰味道，混在一起喂给宝宝吃。

总 结

如果家长没有时间做辅食，购买市售辅食泥是个不错的选择。选购的时候要注意从正规渠道购买，选择加贴中文标签的辅食泥，家长可以根据孩子的营养需求决定是买肉泥、菜泥还是混合泥。总之，市售正规的成品辅食泥营养丰富、工艺安全、省时省力，并不比自制的辅食泥差，家长可以放心购买。

第2章

乳制品
别选贵的，
只选对的

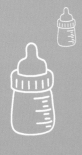

牛奶

老爸说： 1岁后，宝宝就可以开始喝牛奶了。牛奶是迄今为止公认的一种比较理想的食物，它几乎含有人体所需要的所有营养物质，不仅消化吸收率高，而且营养成分比例也适合人类的生理需要。《中国居民膳食指南》推荐我们每天摄入奶制品300g。疫情期间，卫健委发布的《新型冠状病毒感染的肺炎防治营养膳食指导》中提到，要保证各类人群奶制品的摄入，以改善营养状况、增强抵抗力。可奶制品种类实在太多了，有纯牛奶、巴氏奶、儿童奶、水牛奶、骆驼奶等。很多家长就在为宝宝挑选牛奶的时候伤透了脑筋，实在不知道买哪种更好。这节老爸评测就带你了解一下，给孩子选牛奶，到底应该怎么选。

你需要了解的知识点都在这里

既然是牛奶，首先要保证买到的是货真价实的牛奶。牛奶包装上的产品类型和配料表就是识别真假牛奶的"照妖镜"。

■ 巴氏杀菌乳和超高温灭菌乳是含奶100%的好牛奶

配料表中只有生牛乳，产品类型一项为某巴氏杀菌乳或者某超高温灭菌乳的牛奶，是老爸评测最推荐大家喝的牛奶，如图2.1所示。这类牛奶包装上一般会印着大大的"鲜牛奶"或者"纯牛奶"字样。

a.鲜牛奶

产品类型：全脂巴氏杀菌乳

配料：生牛乳
规格：250mL
保质期：15天
贮存条件：2~6℃冷藏保存

b.纯牛奶

产品类型：超高温灭菌乳

配料：生牛乳
保质期：常温密闭保存180天
生产日期：见盒顶部
贮存条件：常温避光保存

图2.1　某款鲜牛奶和纯牛奶的产品包装信息

鲜牛奶和纯牛奶的区别主要是杀菌方式不同。鲜牛奶也就是我们常说的巴氏杀菌乳或者巴氏奶。这种牛奶的包装上会标注"鲜牛奶"或"鲜牛乳"字样，采用的是巴氏杀菌技术。它的保质期较短，通常在一个月之内，有的甚至只有几天，运输和贮存都必须在冷藏条件下。纯牛奶是超高温灭菌乳，通常也叫灭菌奶或者常温奶。这种牛奶的包装上一般会标注大大的"纯牛奶"字样，采用的是超高温灭菌技术（135~150℃，4~15s）。因为高温杀灭了牛奶中的全部细菌，所以灭菌奶的保质期一般在6个月以上。

有关巴氏奶和灭菌奶的各项指标对比，大家可以见表2.1。

表2.1　巴氏奶和灭菌奶的各项指标对比

标准名称	常见名称	配料	保质期	贮存条件	杀菌方式	杀菌效果
巴氏杀菌乳	鲜牛奶、鲜牛乳、巴氏奶	生牛乳	一般1个月之内	冷藏	低温长时间杀菌	可以杀死病原微生物，但有些耐热菌杀不死，需要冷藏，保质期短
超高温灭菌乳	纯牛奶、纯牛乳、灭菌奶、常温奶	生牛乳	一般为6个月	常温	高温短时间灭菌	杀灭绝大部分微生物，又在无菌环境罐装到无菌盒子里，可达到商业无菌，常温也可存放半年

■ 调制乳，含奶量在80%以上

　　儿童牛奶及各种口味的牛奶大多为调制乳。调制乳是以不低于80%的生牛（羊）乳或复原乳为主要原料，添加其他原料或食品添加剂、营养强化剂，采用适当的杀菌或灭菌等工艺制成的液体产品，产品类型处标注的是"××调制乳"（见图2.2）。全部用乳粉生产的调制乳应该在产品名称的紧邻部位标明"复原乳"或"复原奶"。在生牛（羊）乳中添加部分乳粉生产的调制乳，应该在产品名称的紧邻部位标明"含××%复原乳"或"含××%复原奶"。

产品类型：全脂灭菌调制乳

配料：生牛乳、水、白砂糖、果葡糖浆、可可粉、食品添加剂（单甘油脂肪酸酯、双甘油脂肪酸酯、卡拉胶、瓜尔胶、食用香精）。

图2.2　某款调制乳的包装信息

调制乳的营养一定不如巴氏杀菌乳或者超高温灭菌乳吗?

　　未必! 调制乳种类繁多,情况复杂。

　　一般来说,添加了营养强化剂的调制乳本身可能要比普通牛奶营养价值高一点,比如强化了维生素D和DHA的牛奶就是很好的调制乳,但也需要注意添加量的多少,因为这类产品的售价通常更高,性价比不一定好。一般的调制乳为了让味道和口感更好、孩子更爱喝,糖、合成香精和乳化剂是必不可少的。因此,如果可以喝牛奶,不建议用各种口味的调制乳代替普通牛奶。

■ 配料表首位是水的乳制品,根本不算是奶

　　相比于普通牛奶和调制乳,还有一类连乳制品都算不上,只能将其归类为饮料的牛奶饮品,更是不建议家长们选择。它们很像"牛奶",产品类型为"某含乳饮料"或"某乳酸菌饮料"。按照食品安全国家标准《含乳饮料》(GB/T 21732—2008)中的要求,含乳饮料的蛋白质含量只需达到1%就行。但是很多商家往往在包装和宣传上有意误导消费者,让家长误以为它跟牛奶的营养价值差不多。这类含乳饮料的配料表中排在第一位的往往是水,奶的含量很低,作为营销噱头的谷物和果粒添加的也很少,不适合宝宝喝。

跟着老爸一起选

给宝宝选择牛奶很简单，从牛奶的新鲜度和饮用方便度上看，建议首选100%的液态奶，也就是巴氏奶或灭菌奶。在不添加糖和香精的情况下，强化营养素的调制乳比较适合宝宝喝，比如强化了钙、DHA、维生素D的牛奶。总的来说，只要是合格品牌的牛奶，都没有什么大问题。不过家长要注意应给孩子买原味全脂奶。一些标榜"儿童牛奶"的产品，为了迎合宝宝的口味，往往会添加香精、糖或者甜味剂，家长在购买时要擦亮眼睛。

||||||||| 有问必答 |||||||||

Q：儿童牛奶最适合儿童吗？

A：严格来说，目前并没有针对儿童牛奶的标准。不仅仅是牛奶，整个儿童食品（3岁以上）的标准目前也是没有的，所以儿童牛奶本身更像是一个炒作的概念。

一些儿童牛奶会以添加益生元、DHA等营养素为卖点，声称有促进智力发育、促进生长的效果。比如图2.3这款儿童成长牛奶，是一款调制乳，号称添加了丰富的DHA，这样真的更有营养吗？

我们计算了孩子喝这盒儿童成长牛奶能摄入多少DHA。已知这盒儿童成长牛奶为190mL，每100mL添加6mgDHA藻油，配料：生牛乳、白砂糖、低聚半乳糖、低聚果糖、牛磺酸（氨基乙基磺酸）、乳清蛋白粉、DHA藻油（DHA含量≥350mg/g）、维生素E、蔗糖脂肪酸酯、单硬脂酸甘油酯、抗坏血酸钠、食用香精。
DHA藻油推荐食用量≤300mg/天（以纯DHA计）；低聚半乳糖食用量≤15g/天。
每100mL添加量：
乳清蛋白粉41mg；DHA藻油6mg；
低聚半乳糖560mg；低聚果糖62mg。

图2.3　某款儿童成长牛奶的包装信息图

DHA藻油中的DHA含量为350mg/g。这盒牛奶中的DHA含量等于0.35×6×1.9，也就是3.99mg。也就是说一盒儿童成长牛奶下肚，摄入的DHA不到4mg，还不如让孩子吃一口海鱼。

一些儿童牛奶还声称含有丰富的维生素和矿物质。根据我国的食品营养标签规定，一种维生素或矿物质必须达到每日摄入参考值的15%以上才能作为该成分的来源进行宣传，超过30%才能作为该成分的丰富来源进行宣传。儿童牛奶中很多维生素和矿物质的含量都是有限的，与其指望用儿童牛奶补充维生素和矿物质，不如让孩子从小养成吃各种天然食物的好习惯。

还有一些儿童牛奶品质就更差了，比如图2.4这款调制乳，看了配料表无非就是复原乳、水、白砂糖、食用香精、乳化剂的集合物。但它的问题并不在于复原乳，而是它真的加了很多的糖，经过我们检测发现其每100mL含糖10g。糖和香精是孩子对这种奶特别喜欢的主要原因。按照配料和营养成分表粗算一下，一罐这样的儿童牛奶喝下去，大概会摄入20多克的精制糖。经常喝这样的儿童牛奶，孩子一

食品名称：××牛奶（调制乳）	营养成分表		
净含量：245mL	项目	每份 （245mL）	营养素 参考值
保质期：15个月	能量	796kJ	9%
配料：复原乳（80%）（水、 全脂乳粉、炼乳）、水、白砂 糖、食品添加剂（蔗糖脂肪酸 酯、单甘油脂肪酸酯、双甘油 脂肪酸酯）、食品用香精。	蛋白质	5.9g	10%
	脂肪	6.4g	11%
	碳水化合物	24.5g	8%
	钠	123mg	6%
	钙	221mg	28%

图2.4　某款儿童牛奶的包装信息图

定会距肥胖和龋齿更进一步，还会养成不好的饮食习惯。儿童牛奶的价格往往也更高，所以综合考虑最适合儿童饮用的还是巴氏奶或者灭菌奶，而不是儿童牛奶。

Q：复原乳就是勾兑奶，营养很差吗？

A：复原乳又称还原乳或是还原奶，是指把牛奶浓缩干燥成为浓缩乳或者是乳粉，再添加适量的水还原成的奶。牛奶中将近90%都是水，这也决定了牛奶本身不易保存。加工成奶粉再复原，可以大大节约运输成本。与液态奶相比，由于复原乳在加工成成品的过程中被高温灭菌了2次，会损失一些对热敏感的维生素。不过，牛奶的核心营养，也就是钙和蛋白质是不受温度影响的，所以不能说复原乳营养很差，只不过和巴氏奶或者灭菌奶相比维生素含量略低。如果宝宝有巴氏奶和灭菌奶可以选，确实没必要喝含有复原乳的牛奶。

Q: 高钙奶、脱脂奶、无乳糖奶该怎么选呢？

A: 高钙奶中添加的钙，大多是碳酸钙或乳酸钙，相当于牛奶加钙片，与牛奶中本身含的钙相比，吸收率会差一些。另外，牛奶本身就是富含钙的食物，每天喝一杯牛奶，再加上食用蔬菜、豆制品，就可以满足宝宝对钙的需求，无须刻意买高钙奶来喝。

脱脂奶在脱去脂肪的同时，不仅带走了奶香味，还去除了牛奶中的维生素A、维生素D、维生素E、维生素K，因为这些维生素只能溶解在脂肪中。对于宝宝来说，2岁之前都应该喝全脂奶，2岁以后可以喝低脂奶，5岁以下的孩子不适合喝脱脂奶。

如果宝宝乳糖不耐受，也就是喝牛奶会腹胀腹泻，可以考虑喝酸奶或无乳糖奶。这种牛奶添加了乳糖酶，可以分解牛奶中的乳糖，从而减轻肠胃不适。市面上出售的无乳糖奶也是五花八门，建议大家看2个指标：①乳糖含量为零；②配料只有生牛乳和乳糖酶。有些无乳糖奶中会添加一些食品添加剂，家长在选购时一定要留意。图2.5就是某款无乳糖奶的营养成分表和配料表，符合上面说的2个指标。

配料：生牛乳、乳糖酶

营养成分表		
项目	每100mL	营养素参考值
能量	280kJ	3%
蛋白质	3.2g	5%
脂肪	3.8g	6%
碳水化合物	5.0g	2%
—乳糖	0g	—
钠	60mg	3%
钙	100mg	13%

图2.5 某款无乳糖奶的包装信息图

Q: 选巴氏奶还是灭菌奶？

A: 有关巴氏奶和灭菌奶的区别前面已经讲过了。这两种牛奶的杀菌工艺都是调整到了最佳状态，最大限度保留了牛奶中的营养成分。即便纯牛奶热处理的温度高，会损失一些对热敏感的成分，但是从钙、蛋白质等主要营养成分来看，二者基本没有差别，我们完全可以按照自己的习惯和需求挑选。如果宝宝平时喝牛奶比较多，购物也方便，家里还有冷藏条件，可以买巴氏奶。如果喜欢囤积食物，或者出门在外没有冷藏条件，那灭菌奶自然是最佳选择。

Q: 该选进口奶还是国产奶？

A: 很多朋友觉得进口的牛奶更好，其实不然。国外牛奶也有出现问题的情况，而我国很多乳企的生产标准和检测指标已与国际接轨，甚至更加严苛。在高标准下生产出的牛奶。品质丝毫不逊色于进口牛奶。所以，大家也不必过度崇尚进口牛奶，从正规渠道购买正规品牌的国产牛奶足矣。如果想品质更有保障，首选自有牧场的品牌。这点可以去品牌的官网查询，或者拨打产品包装上的服务热线咨询。

Q: 该选袋装奶、盒装奶还是瓶装奶？

A: 避开了配料的坑，很多人依然不知道怎么选择牛奶，因为包装样式实在太多了。应该选择瓶装、袋装，还是盒装的牛奶呢？

包装有阻隔空气和光线的作用。光和空气会破坏牛奶的营养和风味，加速牛奶变质，所以好的包装一定是阻隔性强的。牛奶最初是玻璃瓶装的。玻璃瓶可以起到很好的阻隔作用，不仅能避免空气对牛奶的污染，也可以阻挡风味物质的扩散。但是玻璃瓶包装比较重，不方便运输，还不能阻隔光线。所以如果不能短时间内把瓶装牛奶喝完，建议别买瓶装了。

塑料袋包装经济实惠，大多经过了特殊处理，可以阻隔空气和光线。相对于瓶装和盒装来说，塑料袋包装材料较薄，阻隔性也没那么好，所以塑料包装奶的保质期一般为1个月左右。近些年，不少透明袋装奶主打"看得见的牛奶才更纯真"，让消费者又重新爱上了这种袋装牛奶。但是客观而言，牛奶真的很怕光照。光照会加速牛奶中脂肪成分的上浮，让牛奶出现分层，影响外观。光照还会引起一些化学反应，破坏牛奶的营养和风味。

所以盒装奶是老爸评测最推荐的。屋顶盒包装的巴氏奶，以及纸、铝、塑6层复合利乐包装的灭菌奶都不错。这种包装可以有效阻隔空气和光线，足够安全也方便携带。

总结下来，选包装要看两点：①盒装、瓶装优于袋装；②避光的包装优于透光的包装，如图2.6所示。

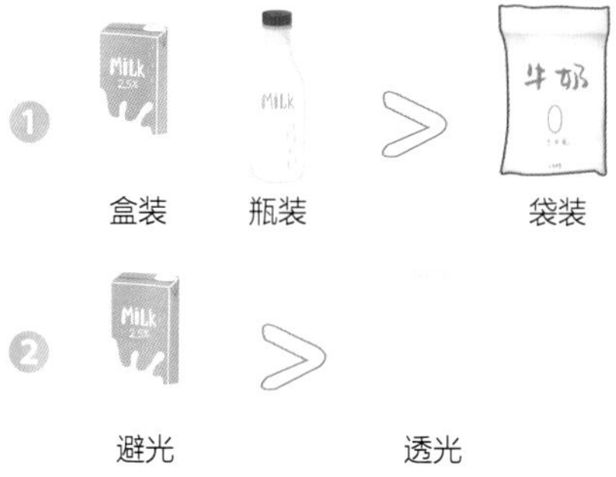

图2.6　如何挑选牛奶包装

Q: 该买羊奶、水牛奶还是骆驼奶？

A: 这两年羊奶、水牛奶、骆驼奶等小众奶越来越火。有些不良商家更是把小众奶的营养和功效吹上了天，简直有一种包治百病、奶中黄金的既视感。这些小众奶某方面的营养可能确实优于牛奶，但是绝对没有能治病的功效。下面的几个问题就以骆驼奶为例给大家详细分析。

Q: 骆驼奶能降血糖，胰岛素含量是牛奶的3000倍？

A: 我们查阅了国内外相关文献，文献中的数据显示1mL骆驼奶含52个微单位的胰岛素，而等量的牛奶的胰岛素含量为16个微单位，明明前者只是后者的3倍多。虽然有些研究显示，骆驼奶确实能对调节血糖起到一些作用，但这类研究不是动物实验，就是样本量很少的临床实验。目前，骆驼奶有降糖作用的细胞和分子机制还尚不清楚，更别提治疗糖尿病了。如果骆驼奶真的可以有效降糖，恐怕早就被强制添加到某些食品中了。

Q: 骆驼奶是最接近母乳的，可以替代母乳喂宝宝？

A: 这简直就是坑娃！要知道，各种动物的奶都是最适合其幼崽的食物，如果以"接近母乳"为标准，那各种动物的奶都是不合格的。我们在很多文章中都有声明，最适合宝宝的食物永远是母乳。即便在无法进行母乳喂养的情况下，也建议优先选择婴儿配方奶粉，而不是没经过调配的某种动物奶。

Q: 听说小众奶可以抗肿瘤?

A: 小众奶有抗肿瘤作用就更是捕风捉影了。研究人员主要在细胞和动物实验中发现了小众奶的一些抗肿瘤作用，但研究非常有限。况且从动物实验再到临床研究，还有很漫长的路要走。虽然抗肿瘤研究还处于初步阶段，但这都不是问题，难不倒营销人员。文献上那么一点点的抗肿瘤效果，就足够他们宣传鼓吹用了，有的甚至将小众奶吹嘘成抗肿瘤的神药了。

Q: 听说骆驼奶中的微量元素含量更高?

A: 很多商家把骆驼奶中的硒含量高当作一个卖点。这个卖点也被吹得神乎其神，但其实目前还没有人单纯缺硒。只要不是生活在硒缺乏地区的人，就不会缺硒也不用补硒。还有更离谱的商家，抛出几个大家不熟悉的概念，如免疫球蛋白、乳铁传递蛋白、溶菌酶等，让大家觉得骆驼奶真的很厉害。功效被神化乃至吹破天的骆驼奶，其实早已涉及广告虚假宣传。我国市场监督管理总局曾通报过此类现象。

综合来看，小众奶的"神奇功效"并没有科学依据。我们把这几款奶换算成一杯牛奶（250mL）的价格做对比，小众奶的性价比相对偏低。水牛奶和羊奶略贵于牛奶，价格大概为牛奶的2～5倍，而骆驼奶的价格是牛奶的10倍以上！所以目前来看，无论是从性价比还是养殖技术的成熟度来看，牛奶还是宝宝的"最佳"之选。另外还要切记：

奶只是我们饮食中的一部分，真正影响人体健康的是我们吃的所有食物，而不只是某一种。

老爸实验室

为了宝宝的安全，让宝爸宝妈们安心，我们检测了几款热门水牛奶、羊奶、骆驼奶，并和一款纯牛奶进行了数据对比。从营养的角度考虑，我们选择的检测指标有如下几个：蛋白质含量、钙含量、非脂乳固体含量以及脂肪含量。此外，我们还检测了两款骆驼乳粉，看看里面有没有马、牛和羊的DNA，如果检测结果呈阳性，就证明该产品掺了其他动物奶。几款奶的检测结果如表2.2所示。

表2.2 几款小众奶以及牛奶的检测结果

样品名称	蛋白质含量（g/100mL）	钙含量（mg/100mL）	非脂乳固体含量（g/100g）	脂肪含量（g/100mL）
纯骆驼奶1	3.56	132	8.32	4.73
纯骆驼奶2	4.26	155	9.54	5.44
水牛纯奶	4.07	145	11.30	3.61
纯羊奶	2.90	112	8.10	3.40
纯牛奶	3.46	129	9.73	3.27

蛋白质

蛋白质含量最高的是纯骆驼奶2，为每100mL实测含蛋白质4.26g。很多商家也宣称骆驼奶是高蛋白食品。不过"高蛋白"是不能随便宣称的。食品安全国家标准（国标，下同）《预包装食品营养标签通则》（GB 28050−2011）中要求，在液体食物中蛋白质不低于6g/100mL才能算作高蛋白，4.26g/100mL还达不到高蛋白水平。如果只是追求蛋白质的含量，那还不如多吃些瘦肉和鸡蛋。

脂肪

脂肪含量较高的也是骆驼奶。水牛奶即使经过了脱脂处理，脂肪含量也不低。很多人觉得骆驼奶和水牛奶更香一点，脂肪含量那么高能不香么。喝过脱脂奶的人都知道，脱脂奶口味比较清淡，这是因为少了脂肪。

非脂乳固体

非脂乳固体是指除水和脂肪以外的乳成分，包含了蛋白质、乳糖、矿物质和维生素等营养元素，相当于"干货""精华"，这可能就是商家所谓的"营养价值"了。国标对牛羊奶中非脂乳固体的含量有明确要求——不得小于8.1%。根据我们的实测结果，水牛奶中的非脂乳固体含量确实略高一点，但也没高到牛奶的2倍。而牛奶中的非脂乳固体含量比骆驼奶中的非脂乳固体高一点。羊奶打了标准的擦边球，非脂乳固体含量是所有产品中最低的。

钙

根据国标标准，钙含量大于120mg/100mL，才属于高钙食物。在这几种样品中，除了羊奶的钙含量略低，达不到高钙的要求，余下的几款差别不大。

乳粉DNA的检测结果

乳粉的检测结果就更能说明一些小众奶"挂羊头卖狗肉"了。我们还在纯骆驼奶1中检测出了牛源性DNA，纯骆驼奶2中检测出了羊源性DNA。两款产品的配料中明明只有生鲜驼乳，却检出了羊源性DNA，明显是掺假。

扫描二维码，
发送"奶"
查看更多内容

小众奶的昂贵价格本来就和"物以稀为贵"有关，毕竟骆驼的产奶量只有奶牛的1/10。如果价格最为昂贵的骆驼奶里还掺了牛奶和羊奶，性价比就更低了。

更多评测的详细数据，大家可以扫码阅读。

无论从性价比还是养殖技术角度来看，最适合孩子的奶，就是配料里只有"生牛乳"的巴氏奶和灭菌奶。小众奶本身没有问题，我们也没有批判小众奶的意思，也十分支持偏远地区发展自己的特色产业，我们甚至曾远赴偏远地区寻找好的产品。我们在这里只是不赞同这些被利益蒙了心的商家的销售套路而已。

酸奶

> **老爸说：**酸奶是由牛奶发酵而成的，是营养专家公认的健康饮品。其中含有丰富的蛋白质、钙、磷、钾、维生素A等营养物质。经过乳酸菌发酵除了让牛奶变酸，发酵过程中还产生了对人体有益的代谢产物。牛奶中的乳糖大约1/3都被乳酸菌分解了，一部分蛋白质、脂肪也降解成了更小的分子，非常好吸收。然而，超市里的"酸奶"五花八门，如何选择一款适合宝宝的酸奶让不少家长犯了难。这节老爸评测就带你了解一下，到底应该怎么给孩子选酸奶。

你需要了解的知识点都在这里

我们平时喝的酸奶主要分为以下4类：发酵乳、酸乳、风味发酵乳和风味酸乳。

■ 只含有奶和发酵剂——发酵乳和酸乳

如图2.7所示，如果你发现某款酸奶的产品类型为发酵乳

产品类型：酸乳

配料：生牛乳、白砂糖、嗜热链球菌、保加利亚乳杆菌。

图2.7　某款酸乳的包装信息图

或者酸乳，那说明这款酸奶只含有奶（或者奶粉）和发酵剂。发酵乳和酸乳的区别是发酵菌种不同，仅用嗜热链球菌和保加利亚乳杆菌发酵而成的叫酸乳。这种酸奶营养最好，不过这类酸奶味道非常酸，市面上那些喝起来酸酸甜甜的酸奶其实是风味发酵乳。

■ 至少含有80%的奶——风味发酵乳和风味酸乳

风味酸乳或者风味发酵乳（如图2.8所示），是指用80%以上奶（或者奶粉）为原料发酵制成的酸奶，里面除了奶还有其他配料，比如糖、营养强化剂、果粒、谷物粒等。风味酸乳和风味发酵乳的区别也是发酵菌种不同，仅用嗜热链球菌和保加利亚乳杆菌发酵而成的叫风味酸乳。

作为消费者，我们不需要区分酸奶种类，只需要了解奶和奶粉都可以作为酸奶的原料，而且至少要占比80%以上。如果酸奶使用了奶粉，必须要标识出来含复原乳。

产品类型：风味发酵乳

配料：生牛乳、白砂糖、羟丙基二淀粉磷酸酯、浓缩乳蛋白粉、乳清蛋白粉、果胶、琼脂、食用香精、保加利亚乳杆菌、嗜热链球菌、嗜酸乳杆菌、乳双歧杆菌。

图2.8　某款风味发酵乳的包装信息图

■ 活菌饮料并不是酸奶

在超市里，很多活菌饮料经常和酸奶一起放在冷柜里，这让很多家长觉得活菌饮料也算酸奶，营养应该也不错。活菌饮料和酸奶完全不是一回事儿。酸奶的含奶量至少有80%，而活菌饮料是以奶为原料，经过乳酸菌发酵后，添加了大量的水、糖、甜味剂、酸味剂、食用香精、益生菌等成分，其中奶的含量并不高。看图2.9这款活菌饮料的配料表，乳粉排在水和白砂糖之后。为了掩盖发酵产生的酸味，乳酸菌饮料里都会添加大量的糖，含糖量甚至比相同体积的可乐还高50%，多喝对宝宝很不利。如果家长是为了里面的益生菌，那还不如直接吃益生菌补充剂。

产品类型：活菌型乳酸菌饮料

配料：水、白砂糖、脱脂乳粉、葡萄糖、副干酪乳杆菌、食用香精。
乳酸菌活菌数≥$3×10^8$ CFU/mL
贮存条件：2~6℃冷藏
保质期：21天
若高于6℃存放，可能导致活菌数减少
生产日期：见瓶身

图2.9 某款活菌饮料的包装信息图

跟着老爸一起选

给宝宝买酸奶，关键是要选择加糖少的。我们比较推荐配料表只含有生牛乳和菌种的酸奶，也就是产品类型为"发酵乳"或者"酸乳"的酸奶。不过这类酸奶口味偏酸，如果宝宝实在接受不了，可以自行添加一些水果和坚果，让酸奶成为真正的健康食品。表2.3是某品牌发酵乳和风味发酵乳的营养成分表的对比，除了碳水化合物，其他物质含量都一样，很明显第一款酸奶更适合宝宝食用。

表2.3 某品牌发酵乳和风味发酵乳的营养成分表

a.发酵乳

项目	每100g	营养素参考值
能量	270kJ	3%
蛋白质	3.7g	6%
脂肪	3.2g	5%
碳水化合物	5.2g	2%
钠	50mg	3%
钙	117mg	15%

b.风味发酵乳

项目	每100g	营养素参考值
能量	389kJ	5%
蛋白质	3.7g	6%
脂肪	3.2g	5%
碳水化合物	12.2g	4%
钠	50mg	3%
钙	117mg	15%

　　要说明的是，不少原味酸奶非常具有迷惑性，让家长认为里面的糖、食用香精等添加剂都很少。图2.10是一款原味酸奶的包装信息图，能看到配料表和营养成分表的信息。与只含有奶和菌种的酸奶相比，这款原味酸奶添加了不少添加剂，糖和食用香精也没落下。所以，在给宝宝选酸奶的时候一定要注意看配料表和产品类型，不能只关注包装上的口味，另外建议最好选择蛋白质含量在2.9g/100g以上的酸奶。

　　很多家长还关心用奶粉做的酸奶是否健康。其实用生牛乳做成的酸奶和用奶粉做成的酸奶的主要营养成分（钙和蛋白质）差异不大，根据个人喜好选购即可。

配料：生牛乳、白砂糖、乳清蛋白粉、浓缩牛奶蛋白、食品添加剂（乙酰化二淀粉磷酸酯、果胶、琼脂、双乙酰酒石酸单甘油酯、双乙酰酒石酸双甘油酯、结冷胶、食用香精）、保加利亚乳杆菌、嗜热链球菌。

营养成分表		
项目	每100g	营养素参考值
能量	371kJ	4%
蛋白质	3.1g	5%
脂肪	3.1g	5%
碳水化合物	12.0g	4%
钠	65mg	3%

图2.10　某款原味酸奶的包装信息图

||||||　有问必答　||||||

Q：宝宝从什么时候开始能喝酸奶呢？

A：除非宝宝对牛奶蛋白过敏，不然6月龄开始添加辅食的时候就可以给宝宝少量尝试酸奶了。需要注意的是，最好选择不含糖的原味酸奶，而且不要添加酸奶附送的糖包或者蜂蜜包。不要选择添加果粒、食用香精和大量糖的风味酸奶。

Q：选择冷藏酸奶还是常温酸奶？

A：不少家长在选择冷藏酸奶还是常温酸奶时犯了难。冷藏酸奶喝起来新鲜，但是必须冷藏储存，保质期短。常温酸奶容易保存，保质期也长，可里面会不会含有防腐剂呢？
这个问题很像巴氏奶和灭菌奶的选购。通常需要冷藏的酸奶都是含有活性乳酸菌的。冷藏酸奶的保质期和巴氏奶差不多，一般只有20～35天。常温酸奶是由发酵好的冷藏酸奶通过巴氏杀菌制成的，这样能杀灭其中绝大部分微生物，因而大大延长产品的保质期。当然，其中被大家认为对健康有好处的乳酸菌也被消灭了。通过刚才的分析，常温酸奶保存靠防腐剂的谣言也不攻自破了，它其实靠的是热处理。

常温酸奶和冷藏酸奶的营养、口感、风味都差不多。即便常温酸奶多了一次热处理，杀灭了乳酸菌，但是主要营养元素钙和蛋白质都没有受影响，大家根据自己的实际情况选择即可。

Q: 酸奶加了增稠剂还能不能吃？

A: 很多人喜欢"浓稠"的酸奶，所以很多产品都会被添加增稠剂，明胶、果胶、卡拉胶、刺槐豆胶、阿拉伯胶、琼脂、羟丙基二淀粉磷酸酯、乙酰化二淀粉磷酸酯、羟丙基甲基纤维素等都是常见的增稠剂。

牛奶中含90%左右的水，做成酸奶后这些水依然存在，如果不加增稠剂，水就会随时间或运输颠簸而逐渐析出，也就是"乳清析出"。乳清析出过多会让酸奶看起来像豆腐渣一样，虽然营养没变，但会影响卖相和口感。增稠剂能起到稳定酸奶形态的作用。合理添加增稠剂无毒无害，如果可以接受乳清析出，那就可以选择不含增稠剂的酸奶。如果接受不了这个卖相又不想买含有增稠剂的酸奶，那么可以考虑购买"滤乳清酸奶"。

Q: 果粒酸奶是不是含有牛奶和水果的双重营养呢？

A: 酸奶中加的那点儿果粒，不会让酸奶有明显的水果味。各式各样的"水果味"都是食用香精的作用。图2.11是一款果粒酸奶的包装信息图，配料表中的食用香精写得明明白白。果味酸奶一般还加了大量的糖，不利于宝宝的身体健康。家长完全可以为宝宝选择配料表只有奶和菌种的酸奶，然后自行在其中加入水果和坚果给宝宝一起吃就好了。

> 产品类型：风味发酵乳
>
> 配料：生牛乳、草莓果酱（添加量≥10%）、白砂糖、羟丙基二淀粉磷酸酯、浓缩乳蛋白粉、乳清蛋白粉、果胶、琼脂、食用香精、保加利亚乳杆菌、嗜热链球菌、嗜酸乳杆菌、乳双歧杆菌。

图2.11　某款果粒酸奶的包装信息图

总结

　　酸奶是非常适合宝宝吃的健康食物。宝宝满6月龄后，就可以尝试酸奶了。在酸奶的生产过程中，乳糖变成了乳酸，所以口感偏酸，因此商家一般会加入不少的糖。选购的时候，家长要注意选择配料表只含有"生牛乳和发酵剂"的酸奶，这种酸奶虽然口味酸但是足够健康，也可以自行加点水果中和酸味。注意一定不要被"原味""天然"等字样蒙蔽，学习参考配料表仍然是每位家长的必修课。

干酪

> **老爸说：** 平日里你一定听过芝士、起司、奶酪、干酪，这几个名称其实都源于Cheese一词，在国标中他们的名字叫"干酪"。干酪是乳或乳制品中的蛋白质，在凝乳酶或其他凝乳剂的作用下凝固或部分凝固后得到的。10斤奶大约能制作出1斤干酪，所以干酪里面蛋白质和钙的含量是很丰富的。宝宝1周岁以后，可以少量地尝试干酪。动画片《猫和老鼠》里杰瑞吃的就是一种瑞士干酪。市面上的奶酪很多，可大部分的营养都十分有限。

你需要了解的知识点都在这里

一般可以分为干酪和再制干酪两大类。

■ 干酪

根据凝乳方法和工艺的不同，干酪可以分为软质干酪、半硬质干酪、硬质干酪和特硬制干酪等。乳或乳制品中的蛋白质凝固以后，会排出乳清。软质干酪排出的乳清最少，硬质干酪则多了一个压榨的过程，来尽可能多地排出乳清。越是接近于硬质干酪，生产时施加的外力越多，排出的乳清就越多，质地也越硬。每日多吃几口如同表2.4中这种营养丰富的、高品质的干酪，有利于每日所需的蛋白质和钙的摄入。

表2.4　某款硬质干酪的营养成分表

营养成分表		
项目	每100g	营养素参考值
能量	1764kJ	21%
蛋白质	29.0g	48%
脂肪	33.8g	56%
碳水化合物	0.6g	0%
钠	170mg	9%
钙	1030mg	129%

■ 再制干酪

产品类型：再制干酪

配料：水、干酪、奶油、白砂糖、浓缩牛奶蛋白、抗性糊精、蓝莓果酱、碳酸钙、六偏磷酸钠、磷酸三钠、羟丙基二淀粉磷酸酯、明胶、卡拉胶、刺槐豆胶、乳酸、山梨酸、胭脂虫红。蓝莓果酱添加量3%

图2.12　某款儿童奶酪的包装信息图

再制干酪是以干酪为主要原料，再添加其他成分制成的。国标要求再制干酪含15%以上的干酪就可以了。剩下的成分是什么呢？一般是糖、水和各种不必要的添加物。市面上的干酪产品大多为再制干酪，如图2.12所示。这是因为再制干酪的口味更容易被我国消费者接受，其营养成分跟干酪比，还有一定的差距。和酸奶一样，干酪还是吃纯粹一点的比较好。

跟着老爸一起选

■ 尽量选择干酪

宝宝满1周岁后就可以少量尝试干酪。如果宝宝喝腻了牛奶，也不妨换干酪试试。我们推荐选择干酪，尤其选择含钙高、含钠低的硬质干酪。从产品类型上来看，可以选择干酪、成熟干酪或未成熟干酪，这些产品的配料表中排在第一位也就是含量最多的，一定得是牛奶，其他配料一般是凝乳酶、菌种和食用盐，比如图2.13这款干酪就不错。注意每天吃一点就好，不要吃太多，毕竟干酪里的脂肪含量也很高。

产品类型：未成熟干酪

配料： 干酪、生牛乳、食用盐、乳酸乳球菌乳脂亚种、乳凝块酶、食用盐。

图2.13　某款干酪的包装信息图

我们不建议选择再制干酪。目前市面上的再制干酪配料中，含量排在第一的大多是水，另外还会添加糖、香精、色素、增稠剂、防腐剂等，很少有适合低龄儿童吃的再制干酪产品。像图2.14这款再制干酪，它的蛋白质含量比牛奶低，钙含量也未标注，吃这样的再制干酪，还不如喝一杯纯牛奶。

产品类型：再制干酪

配料：水、干酪、乳糖、抗性糊精、白砂糖、百香果饮料浓浆、乳清蛋白粉、果胶、琼脂、刺槐豆胶、黄原胶、焦磷酸钠、淀粉、乳酸、山梨酸。
百香果饮料浓浆添加量3%
贮存条件：2～12℃保存
保质期：6个月

营养成分表		
项目	每100g	营养素参考值
能量	622kJ	7%
蛋白质	3.0g	5%
脂肪	6.1g	10%
碳水化合物	20.3g	7%
钠	165mg	8%

图2.14　某款再制干酪的包装信息图

■ 参考"两高两低"原则

选购干酪可以参考"两高两低"原则，即蛋白质和钙高一点，脂肪和钠低一点。这样的干酪品质更理想，更适合给孩子吃。如表2.5所示的两款产品，第一款就相对更合适孩子吃。

表2.5　两款干酪的营养成分表

a.干酪1

营养成分表		
项目	每100g	营养素参考值
能量	1194kJ	14%
蛋白质	23.8g	40%
脂肪	17.7g	30%
碳水化合物	7.9g	3%
钠	434mg	22%
钙	695mg	87%

b.干酪2

营养成分表		
项目	每100g	营养素参考值
能量	1180kJ	14%
蛋白质	21.2g	35%
脂肪	21.0g	35%
碳水化合物	2.5g	1%
钠	722mg	36%
钙	650mg	81%

总结

　　干酪浓缩了牛奶的精华，也被称为"乳中黄金"。国人没有从小吃干酪的习惯，因此大部分人对营养价值较高的干酪的口味不太适应。为了迎合消费者的口味，商家会在干酪的基础上加入糖、奶油等开发成再制干酪。虽然再制干酪口味更好，但是营养变差了，不太适合宝宝吃。所以老爸评测建议，选择时可以参考"两高两低"的原则。

奶片

老爸说： 小孩子经常吃糖是个很不好的习惯，吃糖会导致龋齿、挑食、肥胖等问题。大部分家长都会严格控制孩子吃糖的次数，但有一种甜甜的零食，却被家长们奉为"哄娃神器"，家长认为它没那么甜，是"补钙"且"健康"的零食，它就是奶片。奶片真的能补钙吗？真的是浓缩的营养吗？这一节，老爸评测就带大家一起了解一下。

你需要了解的知识点都在这里

■ 奶片不等于压制的奶粉

很多家长觉得，奶片就是奶粉压制而成的，相当于浓缩的牛奶。有的销售还会这样鼓吹，说3片奶片兑水就能还原成一杯牛奶。这套说辞，加上奶片本身香醇的奶味，让家长们对"奶片就是宝宝的健康零食"这一点深信不疑。

奶片一般是以乳粉为主要原料，添加适量的其他成分，混合压片制成。这也从侧面说明奶片不全是奶粉，还有很多其他成分。如果你手边有奶片，看看配料表就不难发现，奶片还添加了糖和香精。浓浓的奶味靠的就是香精！你可以干吃奶粉试一试，绝对没有这么浓郁的奶香。此外，不少奶片的配料中还有我们不推荐婴幼儿食用的植脂末、二氧化硅等成分。

与鲜奶相比，奶片有一定的优点，如便于携带、无须冷藏保存、无须加热食用、保质期长等，但是这并不代表奶片适合孩子吃。

■ 奶片的含糖量一点都不低

为了使口味更好，很多奶片都添加了糖，比如白砂糖、葡萄糖、麦芽糖等，市面上甚至有奶片的总含糖量和奶糖差不多。WHO建议儿童每天摄入游离糖应在25g以下，如果孩子吃了奶片，又吃其他零食，难免会摄入过多的糖。

千万别觉得奶片吃起来没有普通糖果甜，就代表它是低糖食品。真正的低糖食品，按照食品安全国家标准（国标，下同）《预包装食品营养标签通则》（GB 28050—2011）中的明确要求：糖含量不大于5g/100g才能算低糖。家长可以检查一下给孩子买的零食饮料，根本没几个是真正的低糖食品。

■ 奶片不适合用来补钙

国标中要求，100g食品中钙的含量不低于240mg，才能算高钙或者富含钙。就算奶片里的钙含量能达到240mg/100g，一板奶片16g，也不过含38.4mg的钙，100mL纯牛奶含钙量就有100mg了。综合来看，奶片的补钙效果还不如直接喝奶。其实，3岁以内的宝宝只要保证奶量和正常的辅食补充，就可以满足宝宝每天的钙需求量，儿童和青少年时期才是钙需求的高峰时期。

跟着老爸一起选

奶片的营养价值不如鲜奶和全脂奶粉，所以不适合用奶片补充钙、蛋白质以及矿物质。但是相较于普通糖果，奶片还是有一些营养优势的。如果一定要给孩子买奶片吃，建议家长要控制孩子的食用量，同时注意以下几点。

■ 选择大品牌

市面上的奶片品牌有很多，为了宝宝的健康，建议首选大品牌。国内外大型的乳品公司，无论从原料、工艺、口味，还是营养成分的角度来看，都会更有优势。

■ 选择成分简单、糖含量低的奶片

一定要看配料表中原料的排序，奶粉、乳清蛋白粉这类物质越靠前越好，不要含有二氧化硅、植脂末等不推荐婴幼儿食用的成分。此外还要关注营养成分表，营养成分表中碳水化合物的含量越低越好。表2.6是两款奶片的包装信息。1号奶片的主要原料是奶粉，额外添加的原料比较简单。2号奶片的主要原料中，含量排首位的是植脂末。植脂末就是俗称的奶精，它的奶香味十足，是以精制植物油或氢化植物油、酪蛋白等为主要原料制成的，不仅没什么营养还可能含有反式脂肪酸。除了植脂末，2号奶片还含有二氧化硅，非常不适合宝宝吃。二者对比，1号相对更适合宝宝食用。

表2.6 两款奶片的配料表

1号奶片	配料：奶粉（脱脂奶粉、全脂奶粉）、白砂糖、葡萄糖浆、脱脂酸奶粉、蜂蜜粉、食用香精。
2号奶片	配料：植脂末、全脂乳粉、乳清粉、葡萄糖粉、麦芽糊精、二氧化硅、食用香精等。

■ 选购小技巧：闻一闻、尝一尝

奶片虽然是固状奶制品，但优质奶片的奶粉添加量比较大，会有浓郁的天然奶香味，而非奶类香精的味道。

Q：到底能不能给宝宝吃奶片呢？

A：到底能不能给宝宝吃奶片，其实根据前文的介绍，大家心里应该都有数了。奶片中添加了很多精制糖，孩子食用过多奶片容易患龋齿，不利于培养健康的饮食习惯和清淡口味。奶片不能替代牛奶和奶粉，作为零食偶尔吃一两片还是可以的，但是要注意选择成分相对简单、糖含量低的产品。其实还有一种比较好的方式，如果家里有奶粉，家长可以自制奶片，网上有很多相关的美食教程，这里我们就不赘述了，不过建议在自制奶片的时候，注意制作器具和环境的清洁。注意一次不要做太多奶片，最好保证孩子在短时间内可以吃完。

Q：多大的孩子可以吃奶片？

A：建议3岁以上，并且在成人看护下食用，避免孩子噎呛。但还是要强调一句，食用奶片可以补充的营养有限，不如喝牛奶或者冲泡普通的全脂奶粉。

Q：市面上有益生菌奶片，这种奶片是不是更好？

A：我们随机购买了一款益生菌奶片，看到了图2.15的配料表。品名后面标注了"灭活型"，说明奶片是加了益生菌又灭活的，相当于吃益生菌的"尸体"。众所周知，益生菌活着的时候才可能对健康有益。而且就算奶片真的含有

"活性"益生菌，量也非常少。所以，不要期望能够靠奶片补充益生菌。

品名：益生菌奶片糖果（灭活型）

产品类型：其他型奶糖糖果

配料：全脂乳粉、脱盐乳清粉、植脂末、葡萄糖浆、氢化植物油、食品添加剂（磷酸氢二钾、柠檬酸钠、六偏磷酸钠、单甘油脂肪酸酯、双甘油脂肪酸酯、二氧化硅）、酪蛋白、白砂糖、低聚异麦芽糖、食品添加剂（硬脂酸镁、乳酸钙）、食用香精料、乳酸菌粉（麦芽糊精、干酪乳杆菌、鼠李糖乳杆菌）。

图2.15　某款益生菌奶片的包装信息图

老爸实验室

为了宝宝的安全，让宝爸宝妈们安心，这次我们评测了8款国内外不同品牌的奶片，检测了这8款奶片的总糖含量以及蛋白质、钙含量，并且与一款经典奶糖相对比。评测数据见表2.7，其中产品编号1～8分别代表8款奶片。

表2.7　8款奶片和1款奶糖的评测数据

产品编号	总糖含量（g/100g）	钙实测（mg/100g）	10颗奶片钙含量（mg）	10颗奶片蛋白质含量（g）	含有的不推荐的成分
1	57.8	450	127	3.48	蜂蜜粉、香料
2	34.6	210	28	0.88	滑石粉、二氧化硅

产品编号	总糖含量（g/100g）	钙实测（mg/100g）	10颗奶片钙含量（mg）	10颗奶片蛋白质含量（g）	含有的不推荐的成分
3	49.5	670	85	2.22	—
4	21.3	160	32	1.24	植脂末、硬脂酸镁、香精
5	38.4	580	89	2.80	植脂末、硬脂酸镁、香精
6	22.6	270	55	1.77	植脂末、二氧化硅、香精
7	39.3	870	106	2.14	二氧化硅、香精
8	35.6	240	58	1.75	单甘油脂肪酸酯、双甘油脂肪酸酯、二氧化硅、麦芽糊精、牛初乳粉
某款奶糖	50.3	150	—	—	—

总糖

纵观这次评测的8款奶片的配料表，全部都添加了糖，如白砂糖、葡萄糖、麦芽糖等。尤其是1号奶片，总糖含量达到57.8g/100g，比奶糖还要高。宝宝要是一天吃10片这样的奶片，大概会摄入13~16g糖，而WHO建议儿童每天摄入游离糖总量应在25g以下。至于婴幼儿，就更不应该过早或过多摄入糖了，不然龋齿、超重、肥胖和挑食等问题都会找上门来。

钙含量

根据国标要求，100g食品中，钙含量不小于30%NRV，也就是不低于240mg，才能算高钙或者富含钙。检测结果显示，8

号奶片刚好压标准线，2号和4号奶片不符合高钙要求。

蛋白质含量

1盒250mL的牛奶约含有蛋白质8.25g。而10片奶片中的蛋白质含量最高的也只有3.48g，连半盒牛奶的蛋白质含量都比不了。

其他成分

很多奶片的配料中还有一些不适合婴幼儿食用的成分，如蜂蜜粉、滑石粉、二氧化硅、香精、植脂末、硬脂酸镁、单甘油脂肪酸酯、双甘油脂肪酸酯、麦芽糊精、牛初乳粉等。

有关评测的详细数据，大家可以扫码阅读。

扫描二维码，
发送"奶片"
查看更多内容

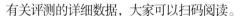

奶片虽然有浓浓的奶味儿，但是营养和牛奶、配方奶粉没法比，靠奶片补钙真的不靠谱。各位家长如果想给孩子补钙，建议还是优先考虑通过正常饮食补充。500mL牛奶加500g深色蔬菜里大约含有800mg钙。其实不仅仅是奶片，儿童牛奶、儿童酸奶、儿童奶酪跟一般的食品相比，其实都没什么区别，有的甚至还不如普通的同类产品。商家无非是掌握了家长的心理，为了让孩子喜欢，在产品中添加了很多不必要的成分，通过香甜的味道吸引孩子，让他们欲罢不能。恳请各位商家不要再迷惑不知情的家长了，让儿童食品真正地适合儿童，别害了无辜的孩子。

第3章

关于
儿童调味品
及调味食品
的真相

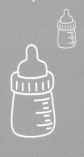

食用油

> **老爸说：** 给宝宝添加辅食，除了少盐少糖的饮食原则之外，宝爸宝妈还会关心要不要放油？放多少油？给宝宝吃哪种油？吃油有哪些注意事项？本节咱们就来说一说关于儿童食用油的那些事。

你需要了解的知识点都在这里

■ 宝宝每天要吃多少油

关于宝宝每天要吃多少油，《中国居民膳食指南》是这样建议的：

● 6月龄~1岁：如辅食以谷物类、蔬菜、水果等植物性食物为主，每日需额外添加约5~10g食用油，约为小瓷勺半勺到一勺的量。

● 1~3岁：建议每日摄入食用油15~20g，也就是小瓷勺两勺的量。

● 3~6岁：建议每日摄入食用油20~25g，基本与成人的建议摄入量接近。

■ 不同食用油的特点

不同食物油的区别在于脂肪酸构成不同。脂肪酸是构成油脂的基本单位，根据脂肪酸饱和程度的不同，可分成饱和脂肪酸、单不饱和脂肪酸和多不饱和脂肪酸，三种脂肪酸对人体健康的影响各不相同。

饱和脂肪酸和人体内胆固醇含量有正相关，膳食中摄入的饱和脂肪酸越多，血清中的总胆固醇含量越高。饱和脂肪酸会增加心血管疾病的发病风险。

单不饱和脂肪酸主要是油酸（Omega-9脂肪酸），它具有降低"坏"的胆固醇低密度脂蛋白（LDL），提高"好"的胆固醇高密度脂蛋白（HDL）的作用。

多不饱和脂肪酸主要是指亚油酸（属Omega-6系列）、α-亚麻酸（属Omega-3系列）等。亚油酸和α-亚麻酸也是我们必须从食物中摄取，不能自身合成的两种多不饱和脂肪酸。α-亚麻酸在体内能合成、代谢，转化为机体必需的二十二碳六烯酸（DHA）和二十碳五烯酸（EPA）。DHA俗称脑黄金，是神经系统细胞生长及维持的主要成分，并且是大脑和视网膜的重要构成成分，在人体大脑皮层中的含量高达20%，在眼睛视网膜中所占比例最大，约占50%。

不同种类的植物油，其成分和营养价值也是不同的。橄榄油和菜籽油的单不饱和脂肪酸含量较高。在多不饱和脂肪酸含量较高的油中，花生油、大豆油富含亚油酸，亚麻籽油、紫苏籽油和核桃油富含α-亚麻酸。关于不同食用油的脂肪酸构成，大家可以参考图3.1。

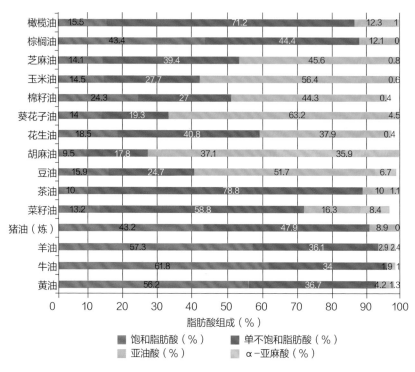

图3.1 不同食用油的脂肪酸构成

跟着老爸一起选

给宝宝选食用油，要注意以下几点。

■ 多吃植物油，少吃动物油

动物油中富含饱和脂肪酸，不宜过量摄入。植物油中不饱和脂肪酸含量更高，且富含维生素E，更有益于宝宝的健康。

■ 选择富含α-亚麻酸的食用油

亚油酸和α-亚麻酸属于人体无法合成的两种多不饱和脂肪酸，需要从食物中获取。根据《中国居民膳食指南》，1岁以上人群的亚油酸和α-亚麻酸的摄入量比例最好在6∶1左右，6月龄至1岁的婴儿是10∶1左右。大部分人日常饮食中亚油酸实际的摄入量是较多的，亚油酸和α-亚麻酸的比例实际已经达到10∶1，甚至在20∶1以上，远超过上面推荐的比例（6∶1）。我们常吃的很多食用油（如菜籽油、大豆油、葵花子油、棉籽油、芝麻油）也都含有大量的亚油酸，而α-亚麻酸的含量却很低。对于正处于生长发育期的宝宝来说，还需要补充更多的DHA和EPA，那么就更应该摄入含α-亚麻酸较多的植物油了。

膳食指南推荐宝宝日常摄入α-亚麻酸含量比较高的油，比如亚麻籽油（α-亚麻酸含量达50%以上）和紫苏籽油（α-亚麻酸含量达60%以上），多吃这两种油还能降低亚油酸和α-亚麻酸的比例。如果不适应亚麻籽油的口感，可以首选紫苏籽油。建议采用热锅冷油的烹饪方法，同时避免高温爆炒（尽量避免产生油烟），凉拌和炖煮的方式更好。

Q：宝宝多大可以开始吃油？

A：6月龄内的宝宝应该纯母乳喂养，6月龄之后可以在辅食中添加适量植物油。《中国居民膳食指南》提到，7～24月龄的婴幼儿辅食应适量添加植物油。植物油能为宝宝提供能量和必需脂肪酸，其中的脂肪酸可以促进脂溶性维生素（维生素A、维生素D、维生素E、维生素K）的吸收和运输。美国儿科学会曾经指出，胆固醇和其他一些脂肪对孩子的正常生长发育（包括神经系统的发育）非常重要。

总 结

婴幼儿食用油的使用要点，简单总结就是选择富含α-亚麻酸的食用油，比如亚麻籽油和紫苏籽油；爸爸妈妈们也可以给宝宝换着吃不同的植物油，这样有利于均衡摄入脂肪酸。不过要记得，不能吃太多油，而且尽量买距离生产日期较近的小包装食用油，保证宝宝吃到的是新鲜的油。

橄榄油

> **老爸说:** 橄榄油一直被认为是"食用油中的神油""最适合人体营养的油""植物油皇后""地中海甘露""适合所有年龄段的人"……橄榄油的身上有太多"光环"了。橄榄油真的好吗? 为什么之前有关儿童食用油的文章没有推荐橄榄油,而推荐紫苏籽油和菜籽油呢? 我们将在这一节中一起了解关于橄榄油的真相。

你需要了解的知识点都在这里

■ 为什么都说橄榄油健康

地中海一带是最早食用橄榄油的地区,而"地中海饮食"也是近些年被大家推崇的饮食结构。聪明的营销者对于地中海地区人们健康的饮食结构避而不谈,比如要吃大量的水果、蔬菜、谷物,多吃鱼类、禽类,限制红肉等,而只把健康长寿的功劳归功于橄榄油。这样的说法也让橄榄油成为"健康食用油"的代名词。

其实,地中海饮食中建议用橄榄油替代黄油,即我们常说的用不饱和脂肪替代饱和脂肪的摄入，这的确是一种健康的饮食习惯。地中海人喜欢初榨橄榄油的口味，最常见的吃法就是直接淋在沙拉上或作为烫蔬菜的蘸料。对于吃大豆油或菜籽油长大的中国人而言，却未必能接受得了这种口味。

■ 橄榄油真的是健康的代名词吗

橄榄油含有约70%以上的单不饱和脂肪酸（油酸）和少量的多酚类化合物，这是橄榄油与除芥花籽油、山茶油外的植物油最大的区别。有宣传词称橄榄油可以降低心脑血管的发病率，并且可以防癌抗癌。美国食品药品监督管理局（FDA）在2004年批准橄榄油使用时，的确提到了橄榄油与冠心病之间的关系。这个声明的前提是在每天饮食总量不变的情况下，用23g的橄榄油等量替代每天摄入的饱和脂肪，才可能有利于减少冠心病发生的概率。注意，等量替代并不代表多多益善，降低风险也不等于不会发生风险。况且这只是一项研究，并不能据此下结论。FDA同时也发布了双低菜籽油（或者叫芥花籽油）同样作用的声明，所以橄榄油也并非唯一选择。

不少商家还会因为橄榄油含有一点点抗氧化物质——维生素E以及多酚类化合物，就说橄榄油有防癌抗癌的功效。其实抗氧化剂在人体内的作用尚不明确，但是营销界已经标榜橄榄油"防癌抗癌"很多年了。如果你看了这么多仍然执迷于橄榄油的抗氧化物质，那选择时需要注意两点：初榨！生吃！

■ 市售的进口橄榄油好吗

橄榄油是油橄榄果实经压榨而成的，全世界的橄榄油集中产自欧洲地中海沿岸和部分南美地区，我国没有大范围引进种植油橄榄，因此销售的橄榄油特别是初榨橄榄油基本依靠进口。国内现在卖的很多橄榄油都不是初榨橄榄油，而是精炼橄榄油（橄榄果初榨后剩下的果渣再经压榨提炼的橄榄油）和初榨橄榄油混合的橄榄油。

优质的初榨橄榄油是用新鲜采摘的果实在24小时之内冷榨制成，因此原产地初榨橄榄油的生产时间只能在每年的10月底到第二年的1月底之间，而国内销售的橄榄油都是成批量从欧洲进口后进行二次灌装的。橄榄油从原产地到中国至少要3个月，进口后在中国灌装也至少要2个月。所以，我们购买到的橄榄油不管品质如何，还是抓紧时间吃完吧。

|||||||　　　　　　　　有问必答　　　　　　　|||||||

Q：橄榄油适合作为日常食用油吗？

A：初榨橄榄油烟点低，并不适合用来煎炒烹炸。一些商家用其"专业的"态度打造了适合中式烹饪的橄榄油——混合橄榄油。混合橄榄油中大部分是精炼橄榄油，虽然烟点提高了，但是抗氧化物质和特有的香味却所剩无几。另外，从橄榄油脂肪酸的组成上来看，人体必需脂肪酸 α－亚麻酸含量极低，在1%以下。所以，橄榄油并不适合作为日常单一的烹调油长期食用。

Q: 橄榄油适合给孩子吃吗?

A: 许多家长一听到橄榄油是欧洲进口又是贵族用油,就马上买来给宝宝吃。老爸评测提醒各位家长:橄榄油作为宝宝辅食用油没问题,但不能只给宝宝吃橄榄油,否则可能会影响智力发育。花生四烯酸(ARA)和DHA是婴幼儿大脑和视力发育过程中的必需物质,但是它们分别需要亚油酸和 α-亚麻酸在体内转化合成,然而这两种最重要的脂肪酸在橄榄油中的含量很低。从这个角度来看,橄榄油真的不适合宝宝,毕竟它只是一种植物油,健康的饮食结构才是最重要的,不要一边吃高脂饮食,一边指望橄榄油来解决问题。

即使在欧美国家,橄榄油也只不过是一种常见的植物油,之所以在中国被神话,被塑造成高端食用油,仅仅是出于商家获取商业利润的需要。给宝宝吃的油,要注意尽量避免选用动物油脂,可以选择富含 α-亚麻酸的植物油。

儿童酱油

> **老爸说：** 现在很多产品似乎只要加上"儿童专用"，身价就能瞬间涨上几倍，儿童酱油就是个典型例子。有的儿童酱油宣称可以"强化钙铁锌"，有的宣称"更有营养"，有的则打出"低钠""减盐""淡口""无添加"的广告，看起来真的非常高大上。当然，"益处"那么多，儿童酱油的价格自然也不低。我们看了下100mL的儿童酱油，秒杀价都卖到88元一瓶，关键是销量居然还不低。儿童酱油真的这么好吗？跟普通的酱油相比，真的有优势吗？我们一起来看一下。

你需要了解的知识点都在这里

■ 酱油的分类

目前，并没有关于儿童酱油的国标。儿童酱□□生产参考的也是食品安全国家标准（国标，下同）《□□□GB 2727—2018），所以儿童酱油本身就是一个忽悠□□概念。

酱油是指以大豆和（或）脱脂□□□小麦和（或）麸皮为原料，经微生物发酵制成的具有□□色、香、味的液体调味品，按发酵工艺可以分为两类：①高盐稀态发酵酱油；②低盐固态发酵酱油。国家市场监督管理总局已经发布了最新公告，只要名称为"酱油"的产品就一定是酿造酱油，配制酱油不可以再去蹭酱油的名字了。

■ 衡量酱油质量的重要指标——氨基酸态氮

酱油在酿造过程中，原料中的蛋白质经水解生成了各种氨基酸。氨基酸态氮含量越高，鲜味越足，酱油的品质越好，酱油的等级就越高。特级酱油的氨基酸态氮含量要高于0.80g/100mL。

■ 酱油中的添加剂

市面上不少酱油为了达到更好的品质，会加入一些添加剂。比如，为了增鲜会加入一些提鲜物质，如谷氨酸钠、5'-肌苷酸二钠等，为了增色会加入焦糖色素，为了延长保质期会添加山梨酸钾、苯甲酸等防腐剂。仔细看一下酱油包装上的配料表就知道是不是有添加剂了。

■ 儿童酱油的营养真相

低钠？不可能

盐在酱油发酵的过程中起到了"防腐剂"和"抗菌剂"的

作用。添加食盐不仅能控制微生物的生长、防止发酵过度，还能起到延长保质期的作用。可以说，酱油的制作工艺决定了根本不可能有盐含量非常低的酿造酱油存在。而且，"低钠"也不是随便声称的，应该符合国标的要求，如表3.1所示。国标要求，当钠含量小于等于120mg/100mL（g）时，才能算是"低钠"或"低盐"酱油。然而市面上很多儿童酱油钠含量都超过标识值，甚至比普通酱油都要高。商家吹捧的最适合孩子的"低钠""减盐""淡口"这些概念，其实都是忽悠人的！

表3.1　GB 28050-2011中规定的不同情况的钠声称

声称	钠含量	备注
无或不含钠	≤5mg/100g或100mL	符合"钠"声称值时，也可用"盐"字代替"钠"字，如"低盐""减少盐"等
极低钠	≤40mg/100g或100mL	
低钠	≤120mg/100g或100mL	

强化钙铁锌？性价比很低

很多家长觉得强化了营养素的儿童酱油可以额外给宝宝补充营养，其实是错误的。酱油的含盐量和摄入量决定了宝宝每天能从酱油摄入的营养素非常有限，靠一两滴酱油就想补充丰富的营养素，根本不现实。

氨基酸态氮含量并没有更高

酱油和盐不一样，它必须提供鲜味。氨基酸态氮是评价酱油品质的重要指标，含量越高，鲜味越足，酱油的品质越好。

通过调研我们发现，跟普通酱油相比，儿童酱油中的氨基酸态氮并没有比普通酱油高，有些还比普通酱油更低。

补充氨基酸？无稽之谈

一些儿童酱油声称能够补充氨基酸，这让很多家长认为儿童酱油更有营养。其实，以大豆或豆粕为原料的传统酿造酱油，本身就含有蛋白质水解成的氨基酸，但是酱油中的氨基酸含量和宝宝每日需要的相比几乎等于零。总之，酱油仅能作为调味品，我们不能在营养价值上对它有所期待。

零添加？全是忽悠

很多儿童酱油声称"零添加"，都是忽悠。酱油的基础成分只有水、大豆和（或）脱脂大豆、小麦和（或）麸皮、食用盐。在此基础上添加的甜味剂、增鲜剂、防腐剂等，都不能算"零添加"。

延伸阅读 添加剂对人体有危害吗？

很多家长都很避忌添加剂，尤其是防腐剂，一听说酱油中添加了防腐剂，就认为是有危害的酱油。酱油含盐，而盐本身就是一种天然防腐剂，其实按理说就不需要再添加其他防腐剂了。但是酱油开封之后不可能几天内用完，因此大多数酱油会加入少量国家许可使用的防腐剂，如苯甲酸钠、山梨酸钾等。这是因为酱油中所含的盐浓度，不足以在几个月的时间中抑制所有微生物的生长。防腐剂添加的量其实是很有限的。按照国家标准添加的食品添加剂并不会对人体造成危害。

跟着老爸一起选

既然儿童酱油在成分上没有太大优势，那我们购买普通酱油就好了。选择普通酱油有什么要注意的呢？

■ 买额外添加成分少的酿造酱油

好的酿造酱油只含有饮用水、大豆和（或）脱脂大豆、小麦和（或）麸皮、食用盐、白砂糖等常规原料。

■ 选购小技巧：视觉观察

将酱油滴一点到玻璃材质的平面上，进行观察。晒制时间长的传统酿造酱油表面张力大，如同一颗黑珍珠一般，如图3.2所示。

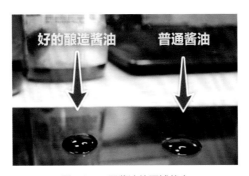

图3.2　不同酱油的平铺状态

■ 选购小技巧：吃前摇一摇

摇晃震荡酱油瓶，并静置观察泡沫情况。好的酿造酱油泡沫细腻，不易消失；普通酱油泡沫大且消失速度快。原理：无添加纯酿造酱油，由大豆或豆粕发酵而来，蛋白质含量高，发酵过程中，残存了部分蛋白质高分子成分，易起泡并且持泡时间长，如图3.3所示。

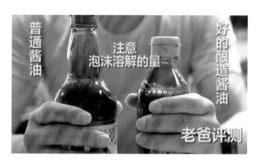

图3.3　不同酱油的起泡情况

用了酱油，就要减少盐和鸡精的用量

酱油含有鲜味物质和钠，加了它就应当少放或者不放鸡精和盐。特别是增鲜酱油，可替代所有鲜味调料，而且和盐一样，要少放。否则，摄入钠的总量一定会过高。

适当稀释

如果家长习惯了加很多酱油，不妨把酱油一天的用量提前倒出来，然后往里面加水将浓度稀释一半，再按每次正常使用的量加酱油，这样钠的摄入自然就少了。

老爸实验室

为了宝宝的安全，让宝爸宝妈们安心，我们评测了10款儿童酿造酱油，分别检测了儿童酱油中钠、氨基酸态氮、铵盐和重金属铅的含量，并将检测结果和一款普通酱油做了对比。表3.2就是这次评测的结果。

表3.2　10款儿童酱油的评测数据

产品编号	钠含量（mg/100mL）	钠含量是否超过标示值的120%	氨基酸态氮含量是否优于普通酱油	铵盐含量是否符合国标	铅含量是否符合国标
1	9370	√	√	√	√
2	8790	√	✗	√	√
3	7490	✗	✗	√	√
4	6950	√	✗	√	√
5	7270	✗	√	√	√
6	8560	✗	√	√	√
7	5970	✗	✗	√	√
8	7370	√	✗	√	√
9	7670	√	✗	√	√
10	1220	✗	✗	√	√

钠含量

10款儿童酱油中，其中钠含量最低的也有1220mg/100mL，均不符合声称的"低钠"。普通酱油的钠含量为9310mg/100mL，其中1号酱油的钠含量居然比普通酱油的还高。除10号酱油外，另外9款酱油的钠含量均超过了标示值。按照国标规定，食品中的钠含量不得超过标示值的120%。

氨基酸态氮

10款儿童酿造酱油中，氨基酸态氮均达到了特级酱油的要求"不小于0.8g/100mL"，但是只有2款酱油的氨基酸态氮含量高于普通酱油，高出的数值也非常有限。

铵盐

酱油中的铵盐来源主要有3个：①发酵过程受杂菌污染；②不恰当使用添加剂；③违法添加铵盐，以提高氨基酸态氮和全氮的含量。铵盐不仅会让酱油风味变差，对身体健康更是有害。所以国标规定，酱油中的铵盐含量不得超过氨基酸态氮含量的30%。本次检测的10款儿童酿造酱油的铵盐含量虽然都符合国标，未超过氨基酸态氮含量的30%，但是大多数都比普通酱油中的铵盐含量高。

重金属铅含量

铅普遍存在于环境和食品中，食品中的铅会对人体健康造成慢性损害。所以，国标对各类食品中的铅含量有严格的限量，要求酱油中的铅限量为1.0mg/kg。在铅含量的检测中，10款样品均合格。考虑到婴幼儿对铅尤其敏感，我们本以为主打宝宝辅食专用的儿童酱油中的铅含量可以做到未检出，但是没想到实测值也和普通酱油不相上下。有两款儿童酱油的铅含量甚至比普通酱油还高。

扫描二维码，
发送"儿童酱油"
查看更多内容

综合分析，所谓的"儿童专属""儿童专用"竟都是文字游戏。有关评测的详细数据，大家可以扫码阅读。

总结

儿童酱油其实并没有像商家宣传得那么好，有不少指标甚至还不如普通酱油。《中国居民膳食指南》建议，7~24月龄的宝宝辅食不应加调味品，并且要尽量减少糖和盐的摄入。也就是说，2岁以下的宝宝根本就不需要吃酱油。而商家们为了炒概念，抓住家长的痛点，利用家长对孩子的爱和呵护之心，开辟了一条隐晦的销售道路！家长们一定要注意，不是加了"儿童"两个字就适合孩子，也不是包装可爱就是宝宝专用，更不是卖得高价就物有所值。

儿童榨菜

老爸说：榨菜虽然是很多成年人喝粥时喜欢搭配吃的，但是很多家长并不愿意给孩子吃，主要是其添加剂含量高，尤其是盐含量很高，很不利于健康。商家也想到了这一点，所以市面上的榨菜出现了"低盐""淡口"等选择，甚至还有学生榨菜和儿童榨菜。儿童榨菜跟普通榨菜有什么区别？老爸评测带各位一探究竟！

你需要了解的知识点都在这里

■ 儿童榨菜和普通榨菜在配料上有区别吗

我们对比了同一品牌的儿童榨菜和普通榨菜的配料表，详细成分如表3.3所示。其实也不必仔细看用了什么配料，单从字数上看就知道没什么区别。味精、人工甜味剂、人工色素等添加剂一个都没少。

表3.3　某品牌儿童榨菜和普通榨菜的配料表

儿童榨菜配料	普通榨菜配料
榨菜、植物油、食用盐、酵母抽提物、香辛料、食品添加剂（谷氨酸钠、乳酸、阿斯巴甜、安赛蜜、乙二胺四乙酸二钠、柠檬黄）	榨菜、食用盐、辣椒、香辛料、食品添加剂（谷氨酸钠、脱氢乙酸钠、柠檬酸钠、柠檬酸、D-异抗坏血酸钠、乙二胺四乙酸二钠、5'-呈味核苷酸二钠、安赛蜜、柠檬黄）

■ 儿童榨菜的钠含量更低吗

有的家长可能会问，是不是儿童榨菜的钠含量比较低呢？我们比较了5款儿童榨菜和同品牌5款普通榨菜标注的钠含量，结果如表3.4所示。

表3.4　某品牌5款儿童榨菜和5款普通榨菜的钠含量（mg/100g）

产品编号	1	2	3	4	5
儿童榨菜	1680	1598	2352	2579	2000
普通榨菜	1680	1860	2120	2098	2000

5个品牌的榨菜中，只有1款儿童榨菜的钠含量略低于同品牌普通榨菜的钠含量，有2款儿童榨菜和普通榨菜钠含量没有差别，还有2款儿童榨菜的钠含量居然比普通榨菜的钠含量还高。看来标有"学生""儿童"几个字的榨菜并不代表低盐淡口，更不能认定它就是适合学生和儿童吃的。

关于儿童每天钠的适宜摄入量，《中国居民膳食营养素参考摄入量（2013版）》中的规定详见表3.5。

表3.5　儿童每日钠的适宜摄入量（mg）

年龄	1~3岁	4~6岁	7~10岁	11~13岁	14~17岁
每日钠的适宜摄入量	700	900	1200	1400	1600

这个钠的适宜摄入量，是指一天下来的所有钠的摄入量，不仅包括一日三餐，还包括了所有的零食。其实，中国人一日三餐的钠摄入量早就已经超标了，尤其是北方，人均盐摄入量处于全球最高水平。钠摄入过多会导致高血压，并增加脑卒中、心脏病、胃癌、骨质疏松等疾病的患病风险。减盐，该从娃娃抓起，并且迫在眉睫。在2019年，中国疾病预防控制中心开展的减盐宣传周活动还重点提到了要少吃榨菜、咸菜。

有问必答

Q：儿童榨菜有营养吗？

A：由于榨菜的制作工艺涉及脱水风干，导致其营养流失严重，并不能给宝宝补充太多的营养。比如，原料蔬菜中的水溶性维生素类营养物质，经过长时间的泡制基本已经损失掉了，矿物质也流失了大部分。虽然膳食纤维还有保留，但是通过吃榨菜来摄入膳食纤维，实在是得不偿失。

Q：宝宝吃榨菜有哪些危害呢？

A：榨菜的钠含量很高，很容易导致高血压和胃肠道疾病。高盐饮食，还可能会让宝宝的肠胃不适，影响其他营养成分的吸收，不利于宝宝的生长发育。

总结

目前我国并没有关于学生榨菜或者儿童榨菜的标准，更没有这个产品分类。所谓的"学生""儿童"不过是商家的一种营销套路。儿童榨菜和普通榨菜都是高钠低营养的食物，非常不适合孩子吃，每天用榨菜配白粥更是不可取。我们多次提醒大家小心"儿童"字眼的陷阱，但我们说得再多，真正能保护孩子的，永远是家长自己。在给孩子选择食物这件事上，我们或许可以多一些理性的考量和选择。

第**4**章

营养补充剂的正确
使用方法，
爸妈真的了解吗

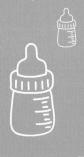

钙剂

> **老爸说：** 人体内99%的钙储存于骨骼和牙齿中，充足的钙是促进孩子骨骼良好生长发育的重要元素。要不要"补钙"似乎成了近些年来家家户户、老老少少都会关注的话题，老人会担心年龄大了缺钙导致骨质疏松，而家长则担心孩子缺钙会影响长高。市场上各种补钙产品让大家挑花了眼。何时给孩子补钙才是最佳时机呢？如何为孩子正确补钙呢？这一节，老爸评测就带大家一起了解一下。

你需要了解的知识点都在这里

■ 钙应该摄入多少

宝宝刚出生时不太需要额外补钙。不管是母乳还是配方奶粉喂养，宝宝都能获得足够的钙。3岁以内只要保证每天奶量的足量摄入（1岁前600～800mL，1～3岁400～500mL）和正常吃辅食，都是可以满足宝宝每天钙需求的。对于刚出生的宝宝，家长更应该关注的是补充维生素D，因为母乳和食物中维生素D的含量都很少。

在孩子整个生长发育过程中，4~18岁是钙的需求高峰期，骨骼的生长从这里才正式起步。美国卫生研究院（NIH）调查发现，4~18岁的孩子更容易钙摄入不足。表4.1列出了中国0~18岁人群每天钙的参考摄入量。

表4.1　中国0~18岁人群每日钙的参考摄入量（mg）

年龄	EAR	RNI	UL
0~6月龄	—	200（AI）	1000
7~12月龄	—	250（AI）	1500
1~3岁	500	600	1500
4~6岁	650	800	2000
7~10岁	800	1000	2000
11~13岁	1000	1200	2000
14~18岁	800	1000	2000

EAR: 平均需要量　RNI: 推荐摄入量　UL: 可耐受最高摄入量　AI: 适宜摄入量

■ 钙最好通过食物来补充

通过饮食，很容易获得充足的钙。然而近20年，中国疾病预防控制中心通过对9个省的调查发现，有80%的儿童在日常生活中每天通过食物摄入的钙，还不到推荐量的一半。这可能多半是因为家长不知道如何给孩子通过食物补钙，或者给孩子吃错了食物。

最好的补钙食物是牛奶，牛奶不但含钙高而且易吸收，其次是豆腐、绿叶菜。给大家算一算，500g牛奶和500g深色蔬菜大约含800mg钙，而从上面的表格中可以看出，儿童每天需要摄入的钙在800mg到1200mg不等，只要注意饮食搭配，获取钙是很容易的。家长对照一下自家餐桌的每天饮食搭配，就能判断出孩子每天摄入的钙够不够了。

延伸阅读 通过抽血测体内钙水平准确吗？

　　家长都很担心孩子缺钙，出于这种心理，经常就会被"忽悠"给孩子采指尖血查血钙，结果一测发现血钙偏低，吓得家长赶紧买钙片给孩子吃。殊不知，血钙并不能直接表明骨骼中的钙含量。正如我们前面提到的，人体的钙99%都储存在骨骼和牙齿中，只有1%的钙存在于软组织和血液中，所以血钙的水平并不能用来衡量孩子是否缺钙，家长不要盲目地给孩子抽血，让孩子白白挨上一针。还有就是一些母婴店吹嘘的那种"夹个手指"就能检测微量元素的仪器，就更不靠谱了。2013年，原国家卫生和计划生育委员会就叫停了这种"滥用"的检测，指出没有特别诊断需求，不要给孩子做微量元素检测，尤其是针对婴儿的。

跟着老爸一起选

　　如果孩子每天钙的摄入量确实不足，需要通过钙剂来补充，应该如何选择呢？

■ 选择适当形式的钙

无机钙、有机钙加一起有很多种，比如碳酸钙、葡萄糖酸钙、柠檬酸钙、乳酸钙……如果孩子消化功能正常，各种无机钙、有机钙本身吸收率差异并不大。碳酸钙性价比高，但需要充足的胃酸才能吸收，胃酸不够容易导致孩子胀气、便秘。如果担心孩子消化不良可以选有机钙，例如柠檬酸钙、乳酸钙。液体钙和固体钙只是吃的方式不同，液体钙对于某些孩子可能吃起来更方便，液体钙更容易吸收这个说法并没有科学依据。

■ 留心每款产品具体的钙含量

市场上补钙的产品很多，使用说明上都会标明推荐服用的方法，以及每片的钙含量。家长选择的时候最好自己算一下，看一天的服用量是否能满足孩子每日应该摄入的钙量。例如，某品牌钙剂每粒含钙量是97mg，按推荐吃法每天才能摄入97～291mg钙；再如某品牌钙剂每粒含钙量是318mg，按推荐吃法每天能摄入318mg钙。

■ 留心糖含量高的钙剂

大家都知道孩子摄入太多糖是不好的，但有一些钙剂，不光给孩子补了钙，还"补了糖"。这一点家长需要注意，可以选择不含糖或者每日仅能摄入零点几克糖的钙剂。

Q: 钙和维生素D一起补还是分开补？

A: 现在很多产品都是钙和维生素D同时补，因为没有足够的维生素D，补再多的钙也吸收不了。食物中的维生素D含量少，钙摄入不足的儿童同样容易缺乏维生素D。北京大学通过调查发现，超过六成儿童维生素D摄入不足。所以家长可以选择同时补充钙和维生素D的产品，也可以给孩子分别补充钙和维生素D。

Q: 孩子不长个，一定是缺钙吗？

A: 当然不是。补钙固然很重要，但是要想帮助孩子长个，除了补钙以外，还要注意营养均衡、运动锻炼和保证充足的睡眠，另外也要让孩子拥有好的心理状态。身心都健康了，个子自然不愁长。

Q: 宝宝肋骨外翻，是不是缺钙了？

A: 所谓的肋骨外翻，是指宝宝最下端的肋骨超过身体的外缘向两边突出。肋骨外翻跟缺不缺钙没什么关系，大多数是宝宝生长发育过程中的正常生理现象（很少数可能是肋骨发育畸形，需请医生判断）。生理性肋骨外翻形成的主要原因是，宝宝腹部肌肉的张力在婴幼儿时期比较低，宝宝的骨质也比较软，膈肌附着在部分肋骨上。宝宝呼吸时肋骨向内牵拉，会让肋缘因此向外凸起，比较瘦的宝宝，看上去会更明显一些。随着宝宝逐渐长大，肋骨外翻的现象就会慢慢消失，家长们大可以放心。

老爸实验室

　　为了宝宝的安全，让宝爸宝妈们安心，我们对14款补钙产品进行了评测，检测了每粒钙剂的钙含量和糖含量，然后和包装上标识的钙含量进行了对比。同时根据每款产品的推荐食用量，计算出了按推荐量服用实际能摄入的钙总量和糖总量。结果如表4.2所示。

表4.2　14款钙片的评测结果

产品编号	实测钙含量[mg/粒（包）]	按推荐量服用每日钙的摄入量（mg）	实测糖含量（g/100g）	按推荐量服用每日糖的摄入量（g）
1	389	389	3.3	0.07
2	130	260～520	18.1	0.44～0.88
3	235	470	5.3	0.16
4	263	526	32	0.96
5	318	318	0.57	0.01
6	112	224～448	1.4	0.02～0.04
7	97	97～291	15.9	0.8～2.4

产品编号	实测钙含量 [mg/粒（包）]	按推荐量服用 每日钙的摄入量（mg）	实测糖含量（g/100g）	按推荐量服用 每日糖的摄入量（g）
8	92	184～276	23.5	1.16～1.74
9	132	132～264	60.4	1.68～3.36
10	35	35～70	42.2	1.69～3.38
11	418	418～1254	0.43	0.01～0.03
12	116	232～348	13	0.32～0.48
13	109	436	23.3	1.40
14	223	446	24.2	0.74

钙含量

虽然每天需要补钙的剂量因人而异，但以1盒牛奶可以补充250～300mg钙来看，7号、8号、9号、10号产品按照推荐量服用，每天摄入的钙含量还不如一盒牛奶。11号钙片每粒含钙418mg，推荐量为每天1～3粒，注意不要服用过多。

糖含量

1号、3号、5号、6号、11号钙剂的含糖量很低（小于5g/100g），孩子摄入的精制糖肯定是越少越好，建议家长尽量选择糖含量比较低的产品。

更多详细数据，大家可以扫码阅读查看。

扫描二维码，发送"钙"查看更多内容

总结

　　用食物补钙是最有效也是最经济的途径。牛奶、豆腐、绿叶菜都是不错的补钙食物。如果孩子饮食均衡，是完全不需要额外吃钙片的。血钙测试更是白白引起家长焦虑。真正能守护孩子安全与健康的是我们的知识，而不是商家过度的宣传。

维生素D

老爸说： 相信很多家长都担心自己的孩子营养素缺乏，从小就开始进补，今天吃钙片，明天吃鱼油，但并不是所有孩子都需要额外补充营养素。比如6月龄以内的宝宝，其实不需要特意补钙，因为母乳就可以满足其对钙的需求了。但是母乳中维生素D的含量很低，所以需要额外补充。在有效预防小儿佝偻病，维持宝宝体内的钙、磷正常代谢方面，获取充足的维生素 D 是关键。

你需要了解的知识点都在这里

■ 维生素D应该摄入多少

《中国居民膳食指南》建议在婴儿出生后2周左右，应采用维生素D油剂或乳化水剂，每日补充10μg维生素D，相当于400 IU。美国儿科学会建议婴儿、儿童和青少年每天至少摄入400 IU的维生素D，中国0～18岁人群每日维生素D的参考摄入量，如表4.3所示。

表4.3　中国0~18岁人群每日维生素D的参考摄入量（μg）

年龄	RNI	UL
0~6月龄	10（AI）	20
7~12月龄	10（AI）	20
1~3岁	10	20
4~6岁	10	30
7~10岁	10	45
11~13岁	10	50
14岁~18岁	10	50

RNI：推荐营养素摄入量　UL：可耐受最高摄入量　AI：适宜摄入量

■ 什么人需要补充维生素D

　　维生素D在母乳中含量很低，宝宝很难摄入足够推荐量，因此母乳喂养的宝宝都需要额外进行维生素D的补充。婴幼儿配方奶粉中会有一定量的维生素D，对于混合喂养和纯配方奶粉喂养的宝宝，需酌情减少维生素D的补充或不必补充。举个

> **延伸阅读**　晒太阳能给宝宝补充维生素D吗？
>
> 　　提到维生素D，有些家长会觉得晒太阳才是最经济方便的方法。如果想让宝宝通过晒太阳获得足量的维生素D，至少要保证做到以下3点：（1）阳光够充足；（2）皮肤暴露面积够大；（3）照射时间够长。此外，季节、居住纬度、大气污染、皮肤颜色和涂防晒霜等因素都会影响维生素D在体内的合成。
>
> 　　实际上，我们完全不建议大家这样做，不建议让宝宝通过晒太阳来补充维生素D。因为阳光中的高能蓝光会伤害宝宝的视网膜，过早暴晒也会对宝宝皮肤造成损伤，增加晚年患皮肤癌的风险。这两个不利的影响是被证实过的。WHO也建议1岁以内的宝宝在户外最好待在阴凉处，做好防晒措施。
>
> 　　这也是为什么老爸评测建议宝爸宝妈们需要为6月龄以上的宝宝准备防晒产品。

例子，1岁以内的宝宝维生素D的每日推荐摄入量是10μg，某品牌配方奶粉每100mL维生素D的含量是2.6μg，按照宝宝正常喝奶量计算，每日摄入的维生素D是充足的。

■ 食物能补充维生素D吗

食物可以补充维生素D，但是很有限。中国营养学会整理出了富含维生素D的食物。以常见的煮鸡蛋为例，每100g煮鸡蛋中约含2.2μg的维生素D，一个煮熟的鸡蛋按平均重量50g计算，根据《中国居民膳食指南》的建议，0～50岁的人群每天要摄入10μg的维生素D，也就相当于每天要吃将近10个煮鸡蛋。除了鸡蛋以外，其他含维生素D的食物种类也比较少，且大多含量比较低。所以，如果宝宝还不能充分晒太阳，建议还是通过补充剂补充维生素D。常见食物中维生素D的含量见表4.4。

表4.4 常见食物中维生素D的含量［μg(IU)/100g可食部］

食物名称	维生素D含量	食物名称	维生素D含量
鱼干（红鳟鱼、大马哈鱼）	15.6（623）	黄油	1.4（56）
奶酪	7.4（296）	香肠	1.2（48）
蛋黄（生鲜）	5.4（217）	牛内脏	1.2（48）
沙丁鱼（罐头）	4.8（193）	猪肉（熟）	1.1（44）
香菇（干）	3.9（154）	海鲈鱼干	0.8（32）
猪油	2.3（92）	干酪	0.7（28）
全蛋（煮、煎）	2.2（88）	奶油（液态）	0.7（28）
全蛋（生鲜）	2.0（80）	牛肉干	0.5（20）

跟着老爸一起选

■ 维生素D、鱼肝油、鱼油与维生素AD合剂的对比

提起维生素D的补充，就不得不提鱼肝油和维生素AD合剂。鱼肝油和维生素AD合剂中含有维生素A和维生素D。一般来说，保证一定量的动物性食物摄入的宝宝，大部分都不缺乏维生素A。因此，单独补充维生素D就够了。鱼油主要补充的是DHA和EPA，所以并不是维生素D补充剂，各位家长切勿混淆。

■ 选择适当形式的维生素D

维生素D是一个家族，至少有5种化学形式，目前已知的与人类健康关系最密切的两种形式是维生素D_2和维生素D_3，见表4.5。

美国临床营养学杂志（*The American Journal of Clinical Nutrition*）曾刊载过一篇文章，是关于维生素D_2和维生素D_3对人体作用的区别。总结起来就是，维生素D_2在维持人体血清 25-(OH)D（维生素D在血液中的主要存在形式）水平方面的效率低于维生素D_3，所以维生素D_2不应被视为适合补充或强化的营养素。如果要在维生素D_2和维生素D_3之间选择一种进行补充，那么推荐首选维生素D_3。

表4.5 维生素D的两种重要形式

名称	化学名称	来源
维生素D_2	麦角钙化醇	植物
维生素D_3	胆钙化醇	动物

■ 购买不含香精、色素和糖的维生素D补充剂

虽然维生素D_3滴剂不属于婴幼儿配方食品，但从食品添加剂的使用标准来看，0~6月龄的婴儿是不适合摄入任何香精的，当然也包括天然香料。还有一些维生素D补充剂添加了色素和糖，这很不利于宝宝的健康。所以，我们在选购产品时要特别注意。

|||||| 有问必答 ||||||

Q：使用维生素D滴剂的注意事项有哪些？

A：建议滴在妈妈乳头、手指，或奶嘴、调羹上让宝宝吮吸，最好不要直接滴到宝宝口中，如果没控制好，连着滴了几滴，就很容易导致摄入过量。另外，不要滴到容器中与配方奶粉或辅食一起喂给宝宝。因为维生素D是脂溶性的，容易粘到容器壁上，导致宝宝吃不到足够的剂量。最后，记得每次食用完滴剂后要低温避光保存。

Q：过量摄入维生素D有哪些危害？

A：很多家长都有这样的误区：虽然孩子可能没必要吃补剂，但是吃点总比不吃强。维生素D是一种脂溶性的维生素，过量摄入是会中毒的。这是因为被吸收的脂溶性维生素大部分被储存在体内，再加上脂溶性维生素排泄较缓慢，不像水溶性营养素可以随着尿液排出体外。像维生素D这

种脂溶性维生素，国家都推荐了可耐受的最高摄入量。因此，补充维生素D并不是多多益善。

老爸实验室

为了宝宝的安全，让宝爸宝妈们安心，我们评测了10款常见的进口维生素D_3滴剂，具体指标有维生素D_3的含量、污染物和风险物质。具体评测结果如表4.6所示。

表4.6　10款维生素D_3滴剂的评测结果

产品编号	维生素D_3声称含量	维生素D_3实测含量	污染物和风险物质
1	400 IU/mL	438 IU/mL	未检出
2	400 IU/滴	480 IU/滴	未检出
3	400 IU/滴	479 IU/滴	未检出
4	400 IU/滴	413 IU/滴	未检出
5	400 IU/2滴	499 IU/2滴	未检出
6	400 IU/2滴	690 IU/2滴	未检出
7	400 IU/滴	340 IU/滴	未检出
8	400 IU/滴	410 IU/滴	未检出
9	400 IU/粒	388 IU/粒	未检出
10	400 IU/粒	417 IU/粒	未检出

维生素D₃含量

为了让大家知道每一滴滴剂的维生素D₃实际含量，我们采用实验室专用的电子分析天平（可精确称量至0.0001g），称量每一滴滴剂的重量。分别称量5次，去掉一个最大值和最小值，取剩下3个重量的平均值，再结合实验室的检测结果计算维生素D₃的实测含量。结果发现，这10款产品的维生素D₃实测值和声称值之间的偏差都符合标准限量。

污染物和风险物质

扫描二维码，
发送"VD"
查看更多内容

我们检测了潜在的污染物（镉、汞、铅、砷、铬）及风险物质（邻苯二甲酸酯），不仅可以从侧面反映出原料的品质，还能在一定程度上验证工艺的安全性。令人欣慰的是10款产品均未检出镉、汞、铅、砷、铬及邻苯二甲酸酯（19项）。

更多详细数据，大家可以扫码阅读查看。

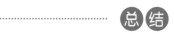

总 结

很多营养补充剂都是向家长收取"智商税"，但是维生素D还真不是，主要是因为母乳中的维生素D含量很低。不过因为婴幼儿配方奶粉中含有一定量的维生素D，对于混合喂养和纯配方奶粉喂养的宝宝要酌情减少维生素D的补充。

DHA

> **老爸说：** DHA与婴儿早期神经和视觉功能发育密切相关。很多家长也早早给宝宝准备了DHA补充剂。那么，DHA到底该怎么补充，又该如何选择呢？这一节，老爸评测就带大家一起了解一下。

你需要了解的知识点都在这里

■ 什么是DHA

DHA即二十二碳六烯酸，属于n-3多不饱和脂肪酸家族中的一员，富含于我们的大脑和视网膜中。《中国孕产妇及婴幼儿补充DHA的专家共识》中认为：维持机体适宜的DHA水平，有益于改善妊娠结局、婴儿早期神经和视觉功能发育，也可能有益于改善产后抑郁以及婴儿免疫功能和睡眠模式等。

■ DHA应该摄入多少

婴幼儿每日DHA摄入量宜达到100 mg。如果家中有早产儿，需特别关注给早产儿的DHA补充。欧洲儿科胃肠病学、肝病学和营养学会建议，早产儿每日 DHA 摄入量为 12 ~ 30 mg/kg。

母乳是婴儿 DHA获取的主要来源。如果妈妈们在怀孕和哺乳期间能够保证每天至少摄入 200mg 的 DHA，那么母乳喂养的足月儿就不需要再额外补充DHA了。无法母乳喂养或母乳不足的妈妈，可用富含 DHA 的配方奶粉来给宝宝提供DHA。对于1岁以上的宝宝，尽量通过合理的饮食满足 DHA的需求。如果不能通过食物来摄入足量的DHA，可以选择吃DHA补充剂。

■ 鱼油vs鱼肝油

鱼油和鱼肝油仅一字之差，总是让人分不清楚，甚至很多人觉得，鱼油就是鱼肝油的简称。其实，鱼油和鱼肝油除了都是提取自鱼，味道都有鱼腥味之外，无论从成分还是功效上来看，二者都有着天壤之别。简单来说，鱼油是从鱼肉中提取，富含DHA和EPA；鱼肝油则是从鱼肝中提取的，主要含有维生素A和维生素D。DHA和EPA属于n-3不饱和脂肪酸，而维生素A和维生素D则是两种维生素。这几种营养素的生理功能见表4.7。要是想给孩子吃点鱼油补充DHA促进大脑和视觉发育，结果吃成鱼肝油的话，不但补充不了DHA，还容易导致维生素A摄入过量。

表4.7　几种营养素的生理功能

名称	生理功能
DHA	对大脑和视觉发育有重要作用
EPA	对心血管具有保护作用
维生素A	可预防夜盲症、干眼症等
维生素D	可预防佝偻病、骨质疏松等

延伸阅读 婴幼儿需要EPA吗?

FAO对18岁以下人群DHA和EPA的摄入量进行了推荐,但是对2岁以内的婴幼儿并没有进行EPA摄入量的推荐。

在食品安全国家标准《食品营养强化剂使用标准》(GB 14880—2012)中,EPA也没有被批准添加在婴幼儿食品中。EPA在婴幼儿配方食品的标准中也不是可选择成分,但是在加工过程中有可能被带入,所以食品安全国家标准《婴儿配方食品》(GB 10765—2010)中限制了EPA的含量,要求其不得超过DHA的含量。

■ 如何通过食物来补充DHA

配方奶粉喂养的宝宝可以选择食用富含DHA的配方奶粉,而母乳喂养的宝宝可以通过妈妈的乳汁来补充DHA。想让乳汁含有足够的DHA,需要妈妈们每周吃鱼2~3次,且至少吃1次以上的富脂海鱼,另外还可以每天吃一个鸡蛋,加强DHA的摄入。幼儿可以多吃富含DHA的食物,包括海鱼、虾蟹、海藻类及蛋黄等。若食物摄入不够,再通过DHA补充剂来补充。

跟着老爸一起选

目前市面上有"鱼油"和"藻油"两种形式的DHA补充

剂，虽然都可以补充DHA，但建议首选藻油 DHA。原因是藻油中的EPA含量很低，而鱼油中的EPA的含量一般比较高。EPA也就是二十碳五烯酸，也是一种重要的n–3多不饱和脂肪酸，主要是用来防治心脑血管疾病的，与宝宝的生长发育关系不大。我国并没有制定婴幼儿的EPA摄入量，在关于婴儿配方奶粉的国标中，还明确限制了EPA的含量不得超过DHA的含量。不过，这并不代表EPA对婴儿有害，只是作为参考的母乳中的EPA含量较低，所以制定了婴儿配方奶粉中EPA的含量要低于DHA含量的规定。

||||||| 有问必答 |||||||

Q：选择DHA补充剂需要注意哪些事项？

A：除了最好选择藻油补充DHA，还建议选择胶囊形式的包装，这样可以减缓氧化。为了避免交叉污染，建议不要直接剪开或拧开胶囊尾部，可以将尖端处在开水中浸泡30s，使之软化，再滴入宝宝口中或添加到食物中一起食用。

另外，建议滴在妈妈乳头、手指，或奶嘴、调羹上让宝宝吮吸，最好不要将补充剂与配方奶粉或辅食搅拌后喂给宝宝，以避免粘到容器上，导致宝宝吃不到足够的量。

老爸实验室

为了宝宝的安全，让宝爸宝妈们安心，我们评测了9款藻油DHA补充剂，具体评测的指标有DHA含量、EPA含量、污染物和风险物质，以及配料表中需要注意的成分。检测结果如表4.8所示。

表4.8　9款藻油DHA的评测结果

产品编号	DHA实测值 （mg/粒）	EPA实测值 （mg/粒）	污染物和风险物质	配料表中需要注意的成分
1	98	3.1	未检出	—
2	100	0.85	未检出	—
3	110	3.8	未检出	迷迭香提取物、山梨糖醇、焦糖色
4	95	0.2	未检出	赤藓糖醇、罗汉果甜苷
5	110	1.3	未检出	—
6	110	2.6	未检出	—
7	100	0.61	未检出	草莓味香精
8	120	5.9	未检出	迷迭香提取物、甜菊糖苷
9	100	0.19	未检出	—

DHA和EPA含量

9款藻油DHA补充剂包装上声称的DHA含量都是100mg/粒，

我们委托实验室检测了DHA和EPA的实际含量，结果均表现良好。

污染物和风险物质

我们检测了污染物镉、汞、铅、砷、铬，以及风险物质邻苯二甲酸酯，这些物质属于可能有潜在危害的物质，国家标准中对其也有相关的限定。检测结果还是不错的，9款产品中均未检出镉、汞、铅、砷、铬及邻苯二甲酸酯（19项）。此外，我们还检测了胶囊皮中的铬含量。胶囊皮一般是明胶制成的，而明胶分为药用明胶、食用明胶和工业明胶。如果采用的是工业明胶，污染物铬的含量可能会超标。《中国药典》2020年版对于明胶空心胶囊的铬含量要求为不得超过万分之二，检测结果均远小于这个限量。

扫描二维码，
发送"DHA"
查看更多内容

配料表中的不推荐成分

我们不建议宝宝过早接触某些成分，比如香精、色素和甜味剂等。

更多评测的详细数据，大家可以扫码阅读查看。

 总 结

众所周知，DHA富含于我们的大脑和视网膜中。并不是每个宝宝都需要摄入DHA补充剂。只要妈妈在怀孕和哺乳期间能保证每天摄入200mgDHA，或者配方奶粉中有添加DHA，宝宝一般都不需要额外补充DHA。要记住，尽量通过日常饮食来获得所需的DHA。如果调整饮食后仍无法获得足够的DHA，再考虑DHA补充剂。

儿童蛋白粉

老爸说： 相信大家对蛋白粉应该都不陌生，它几乎是每位健身人士的必备品。蛋白粉被宣称有增肌、减肥、增强免疫力等功效。市面上也有儿童蛋白粉。很多家长总是怕孩子营养不良，蛋白质对孩子的生长发育又那么重要，因此也会给孩子选购儿童蛋白粉。儿童蛋白粉的成分都有什么？孩子究竟该不该吃儿童蛋白粉呢？这节咱们就来了解一下有关儿童蛋白粉的真相。

你需要了解的知识点都在这里

■ 蛋白粉的原料是什么，补充蛋白质的效果是否更好

多数蛋白粉的原料都是"大豆分离蛋白""乳清蛋白""乳蛋白"等，就是把豆浆和牛奶中部分蛋白质给分离出来，但其实鸡蛋、牛奶和大豆中除了含有蛋白质，还含有其他的营养物质，营养更全面。

说到用蛋白粉补充蛋白质的效果，就不得不提蛋白质的生物价。生物价是衡量蛋白质营养价值的指标，指每100g食物来

源蛋白质转化成人体蛋白质的质量。生物价的值越高，表明其被机体利用程度越高，最大值为100。鸡蛋蛋白和牛奶蛋白的生物价都超过了90。大豆的生物价为73，且大豆的消化率也比较低，所以直接食用鸡蛋和牛奶不一定比蛋白粉差，但直接吃大豆却不是如此（具体生物价见表4.9）。

表4.9　不同食物蛋白质的生物价

食物	生物价	食物	生物价	食物	生物价
全鸡蛋	94	大米	77	生黄豆	57
鸡蛋黄	96	小麦	67	熟黄豆	64
鸡蛋白	83	玉米	60	豆腐	65
牛奶	90	小米	57	绿豆	58
鱼	83	高粱	56	花生	59
牛肉	76	白菜	76	猪肉	74

■ 孩子需要额外补充蛋白质吗

很多家长这样认为：孩子很容易缺乏营养，多吃蛋白质才会更健康。蛋白质只是人体所需的营养素之一，一个孩子一天摄入的食物总量有限，额外摄入了蛋白质，就会减少其他营养素的摄入。

我国对摄入高蛋白食物的追求得追溯到饥荒年代。那时物质水平低下，人们普遍存在蛋白质摄入严重不足的情况，导致人体营养不良。现在除了个别地区，大部分地区人们的生活水平都提高了，此时还要给孩子追求高蛋白饮食，结果只会是导致营养过剩。另外，过量摄入的蛋白质，无法被人体利用，会被代谢成尿素等物质，加重宝宝的肝肾代谢负担，对宝宝健康产生不利的影响。

■ 蛋白粉中的"不健康"成分

蛋白质本身的味道很淡，纯度较高的蛋白粉甚至还会有"异味"。怎么才能让小孩子喜欢吃蛋白粉呢？糖、植脂末、香精等功不可没！

根据食品安全国家标准《预包装食品标签通则》（GB 7718—2011），配料表的顺序是根据配料加入量从多到少依次排列的。图4.1是某款儿童蛋白粉的包装信息图，配料表里排在第一位的是"糖"，也就是说含量最多的是糖，大豆分离蛋白仅排第3位。另外，为了提升口感，让蛋白粉更加"香滑"，商家又加入了植脂末。植脂末是什么呢？它就是脂肪，通常含有非常不好的反式脂肪酸，是"奶精"的主要成分，冲调出来很像奶，而且溶解性很好。

配料：糖、豆奶粉、大豆分离蛋白、结晶果糖、综合果汁粉、植脂末

营养成分表		
项目	每100g	营养素参考值
能量	1609kJ	19%
蛋白质	67.0g	112%
脂肪	6.5g	11%
碳水化合物	13.5g	5%
钠	1200mg	60%

图4.1 某款儿童蛋白粉的包装信息图

Q：婴幼儿奶粉里额外加了蛋白粉，能说明蛋白粉里含有更优质的蛋白吗？

A：有的家长认为婴幼儿配方奶粉也会额外添加蛋白粉，因此认为蛋白粉里的蛋白质更优质。这其实是个误区。我们都知道配方奶粉的终极模仿目标是母乳。但是配方奶粉的基础原料是牛奶，跟母乳的成分差异很大。比如说蛋白质，牛奶中酪蛋白和乳清蛋白的比例差不多是8∶2，而母乳中酪蛋白和乳清蛋白的比例差不多是4∶6。为了让蛋白比例接近母乳，奶粉中才需要加入乳清蛋白来调节，达到跟母乳类似的比例。

Q：吃蛋白粉能提高宝宝的免疫力吗？

A：宝宝的免疫系统在与各种病原体抗争的过程中会不断增强。正因如此，宝宝需要打某些疫苗来增强免疫力。但是宝宝的免疫力不会因为补充营养品而得到增强。所以，吃蛋白粉并不能提高宝宝的免疫力。

Q：宝宝乳糖不耐受，能吃蛋白粉吗？

A：可以，但不要长时间食用。如果宝宝体内的乳糖酶活性偏低，导致乳糖不耐受，可能会在吃母乳的时候出现腹泻的症状。这个时候，可以通过给宝宝吃蛋白粉来帮助补充蛋白质。可以选择主要成分是植物蛋白（即大豆分离蛋白）

的蛋白粉。浓缩乳清蛋白中会含有少量的乳糖。此外，得益于蛋白粉中的双糖含量较少，宝宝食用蛋白粉一般不会引起乳糖不耐受。但是蛋白粉的营养成分还是太单一了，长期食用还会给肝肾代谢造成负担，所以年龄太小的宝宝是不适合长期食用的，尤其婴幼儿要谨慎食用。

对于乳糖不耐受的宝宝，家长可以选择使用无乳糖或者低乳糖的婴幼儿配方奶粉喂养；如果是母乳喂养的宝宝，家长可以根据宝宝的需要，给宝宝添加乳糖酶，但要把乳糖酶和挤出来的母乳混合，一起喂给宝宝。

总结

孩子不需要吃蛋白粉，过量补充蛋白质反而会损害健康。儿童蛋白粉中通常含有不必要的食品添加剂，比如糖和香精。想补充蛋白质，吃鸡蛋、喝牛奶才是最有效、最经济的办法。大家一定要牢记：均衡饮食才是营养全面的根本，不要盲目给孩子吃各种补充剂。

乳铁蛋白

> **老爸说：** 除了"脑黄金"DHA，还有"奶黄金"乳铁蛋白。很多家长都听说过乳铁蛋白能够抑菌，提高孩子的免疫力，但是很多家长对于乳铁蛋白的真实效果也有疑虑。乳铁蛋白究竟有没有用？市面上的乳铁蛋白和母乳中的乳铁蛋白有什么区别？到底该不该给孩子吃？这一节，老爸评测就带各位宝爸宝妈一探究竟。

你需要了解的知识点都在这里

■ 什么是乳铁蛋白

乳铁蛋白是一种铁结合性糖蛋白，虽然有个"乳"字，并不代表仅仅存在于母乳或牛乳中，它还广泛存在于哺乳动物的体液里。乳铁蛋白有很多功能，如广谱抗菌、抗病毒、抗氧化、调节免疫、调节胃肠道作用等。

乳铁蛋白能够发挥作用，主要是因为它结合铁离子的能力很强，能跟消化道里的微生物争抢铁离子，微生物抢不到铁离子就无法繁殖了。

■ 宝宝是否需要摄入乳铁蛋白

母乳中的乳铁蛋白含量比较丰富，尤其是初乳。对于非母乳喂养的婴儿来说，将乳铁蛋白应用到婴儿食品中还是很有必要的。食品安全国家标准《食品营养强化剂使用标准》（GB 14880—2012）已将乳铁蛋白列为营养强化剂，允许添加乳铁蛋白的食品有调制乳、风味发酵乳、含乳饮料、婴幼儿配方食品和调制乳粉，添加量不得超过1.0g/kg。

■ 吃乳铁蛋白就一定会提高宝宝的免疫力吗

很多家长觉得宝宝容易生病，是免疫力低的表现。其实这是因为宝宝的免疫功能还不完善，不能像成年人一样抵抗病原体，所以看起来更容易生病。

虽然乳铁蛋白的很多功效已被证实，但并没有足够的证据能证明，吃乳铁蛋白就一定会提高宝宝免疫力，毕竟影响宝宝免疫力的因素有很多。2013年，原国家计划生育委员会发布了第11号公告，提高了乳铁蛋白在婴幼儿配方食品中的使用量。2018年，中国营养学会发布了《乳铁蛋白人群健康效应专家共识》。与会专家一致认为，摄入一定量乳铁蛋白，有助于改善婴幼儿营养状况。但是，有助于改善婴幼儿营养状况不等于提高免疫力。母乳对于宝宝免疫功能的发育有很大帮助，但功劳并不单单属于乳铁蛋白，毕竟母乳的成分相当复杂。这也是母乳一直被婴幼儿配方奶粉模仿，却从未被超越的原因。近些年，很多婴幼儿配方奶粉中都会加入乳铁蛋白，这只不过是在母乳模仿之路上又向前迈进了一小步而已。乳铁蛋白本身是个好东西，但让宝宝通过吃乳铁蛋白提高免疫力，恐怕还远远不够。

跟着老爸一起选

很多人一听说乳铁蛋白有这么多好处，尤其是能增强免疫力，马上就想去买来给宝宝补充。奈何乳铁蛋白市场鱼龙混杂，家长们根本无法辨别。所以老爸评测给各位宝爸宝妈们总结了以下选购要点。

■ 最好选择营养成分表上清晰地标注出乳铁蛋白含量的产品

在购物网站上搜"乳铁蛋白粉"，大多数产品的产品类别都是固体饮料。虽然固体饮料不允许添加乳铁蛋白，但不等于不含有。投机的商家会钻空子，在配料表中标注：浓缩乳清蛋白粉（含乳铁蛋白）。虽然乳铁蛋白是从乳清中提取的，但乳铁蛋白和乳清蛋白的提取工艺不同，即使乳清蛋白中含有乳铁蛋白，也是微量的。所以，为了避免以高价买到普通廉价的乳清蛋白产品，我们要注意看营养成分表中是否标注了乳铁蛋白的含量。

■ 含不适合宝宝食用成分的不要选

加入大量白砂糖、蔗糖、葡萄糖等糖分的产品，会使宝宝的口味变重，增加挑食和龋齿的风险。《中国居民膳食指南》中也建议在婴幼儿的辅食中尽量不加糖或少加糖。所以，含糖量高的产品我们不推荐。

另外，含有人工合成甜味剂三氯蔗糖（又名蔗糖素）、植脂末（俗称奶精），以及添加牛初乳、牛初乳制品的不能选。早在2012年，原国家卫生部就规定了婴幼儿配方食品不得添加牛初乳以及牛初乳制品。国际上也未允许将牛初乳添加到婴幼儿配方食品中。可见，牛初乳并不适合婴幼儿食用。

■ 看清产品的适用范围

有些乳铁蛋白产品属于保健食品，产品外包装上已明确标注，适宜人群是"免疫力低下者"，不适宜人群是"婴幼儿"。

|||||||| 有问必答 ||||||||

Q：乳铁蛋白真的可以补铁，促进铁的吸收吗？

A：市售的乳铁蛋白粉里的大多数乳铁蛋白早就和铁结合好了，属于铁饱和蛋白，自然就失去了抗菌的作用，商家也就没法宣传抗菌、增强免疫力的作用了。乳铁蛋白中含铁，所以很多商家就改为宣传乳铁蛋白有促进铁的吸收、补铁的作用，但是目前尚无临床数据来证实乳铁蛋白能促进铁吸收。至于补铁的效果，大家不妨换个角度想，通过食用动物肝脏、血制品或者红肉补铁不行吗？为什么要花更高的价格去买乳铁蛋白粉来补铁呢？这不就是浪费钱吗？

如果你非要用乳铁蛋白补铁，那我们再给你算个数。食品安全国家标准《食品营养强化剂使用标准》（GB 14880—2012）规定，乳铁蛋白在食品里的添加量不得超过1.0g/kg。根据乳铁蛋白的物理化学性质可知，1kg纯乳铁蛋白含200mg的铁。按照6～12月龄婴儿每日10mg的铁需求来计算，如果用乳铁蛋白来补铁，每天需要吃50g的乳铁蛋白，也就是至少要吃50kg添加了乳铁蛋白的食品。这样吃能不能补铁，大家心里应该有数了。

Q: 如何做才能提高宝宝的免疫力呢？

A: 想要提高宝宝的免疫力，我们建议至少做到以下3点：

一是要营养均衡，宝宝满6个月以后，要及时、均衡地添加辅食。

二是要规范、按时接种疫苗。

三是要坚持母乳喂养，至少纯母乳喂养至6月龄。条件允许的，可以持续喂养至2周岁。这个是最基础的也是最重要的一点。如果母乳不足，又想补充乳铁蛋白的，无论是从性价比，还是品质的把控上来看，含乳铁蛋白的配方奶粉都是首选，而且要选择乳铁蛋白含量高一些的配方奶粉。

总结

想要增强孩子的免疫力，坚持用母乳喂养才是最有效、最经济的手段。母乳中除了乳铁蛋白，还含有免疫球蛋白等其他成分，对宝宝免疫系统的发育有很大帮助。如果不能保证母乳喂养，建议首选含乳铁蛋白的婴幼儿配方奶粉来补充乳铁蛋白。购买时注意看标签，尽量选择乳铁蛋白添加量比较多的婴幼儿配方奶粉。

铁剂

老爸说：很多家长都担心孩子因为铁元素摄入不足导致贫血，因而都把"补铁"看作头等大事。缺铁确实会导致贫血，但贫血可不一定是缺铁造成的。如何判断孩子是否真的缺铁？如何正确地补铁呢？这一节，老爸评测就带大家一起了解下。

你需要了解的知识点都在这里

■ 贫血与缺铁

什么是贫血呢？我们血液里有一种细胞叫"红细胞"，它的主要功能是运输氧和营养物质。一旦体内红细胞水平低于正常范围，就不能运输足够的氧气和营养物质到各个器官和组织，这就是贫血。贫血的原因很多，大家所熟知的缺铁，只是缺铁性贫血的原因。

我国婴幼儿缺铁性贫血的发生率要比大家想象得高，而造成缺铁的主要原因有：

（1）膳食中铁摄入不足：没有吃够富含铁的食物。

（2）铁吸收率低：虽然摄入的铁量达标，但主要是植物中的非血红素铁，利用率和吸收率较低。

婴幼儿生长越快，血容量扩张越快，对铁的需求量也越大，会比成人更容易出现铁缺乏的问题。不过，这并不是鼓励大家赶紧给孩子补充铁剂，铁不是补得越多越好，过量补充铁会导致铁中毒。

■ 铁应该摄入多少

足月出生的宝宝，体内储存的铁足够使用 4 ~ 6 个月。另外，母乳和配方奶粉中也都含铁，所以6月龄以内的宝宝一般不会缺铁。6月龄以上的宝宝就需要注意铁的摄入了。我们比较推荐强化铁的米粉。通常情况下，足够的奶量加上富含铁的辅食就可以满足宝宝对铁的需求了。表4.10是中国0 ~ 18岁人群每日铁的参考摄入量。

表4.10　中国0 ~ 18岁人群每日铁的参考摄入量（mg）

人群	EAR 男　　女		RNI 男　　女		UL
0 ~ 6月龄	—		0.3（AI）		—
7 ~ 12月龄	7		10		—
1 ~ 3岁	6		9		25
4 ~ 6岁	7		10		30
7 ~ 10岁	10		13		35

人群	EAR		RNI		UL
	男	女	男	女	
11～13岁	11	14	15	18	40
14～18岁	12	14	16	18	40

EAR: 平均需要量　RNI: 推荐营养素摄入量　UL: 可耐受最高摄入量

■ 食物是铁的良好来源

提起补铁，很多家长想到的都是铁剂。其实，食物也是铁的良好来源。在讨论吃什么补铁之前，我们先了解一下铁的分类。

食物中的铁分为"非血红素铁"和"血红素铁"。人体吸收非血红素铁的过程比较复杂，非血红素铁要先与结合的有机物分离，再被还原成二价铁后才能被人体吸收。这就导致非血红素铁的吸收率大大降低，仅为10%。非血红素铁主要存在于植物性食物和乳制品中。大枣、菠菜、红豆、花生、木耳这些公认的能补铁的食物，确实都含铁，但都属于非血红素铁，并不能起到很好的补铁效果。

血红素铁是可以直接被人体利用的，吸收率远高于非血红素铁，平均吸收率为25%。当体内铁缺乏时，血红素铁的吸收率甚至可高达40%。血红素铁主要存在于动物性食物中，比如红肉类、软体贝类、血制品、动物肝脏等。也就是说，天天吃大枣、菠菜，补铁效果可能还不如吃块肉。所以，通过膳食补铁，一定要首选含血红素铁的食物。适合补铁的食物以及铁含量如表4.11所示。孩子可以通过每天吃红肉，每周吃1～2次的软体贝类和血制品来补铁。

需要注意的是，肝脏中胆固醇和嘌呤等物质含量较高，建议给孩子适量食用，每月吃2～3次就可以了。给孩子吃肉的同时，可以搭配一些水果蔬菜，增加维生素C的摄入，有助于三价铁被还原成二价铁，促进铁的吸收。注意茶、咖啡和可可等饮品，它们会抑制铁的吸收。

表4.11　常见补铁食物的铁含量（mg/100g）

食物名称	食物类别	铁含量	食物名称	食物类别	铁含量
猪肉（瘦）	红肉类	3.0	鸭血（白鸭）	血制品类	30.5
羊肉（瘦）	红肉类	3.9	猪血	血制品类	8.7
牛肉（里脊）	红肉类	4.4	羊血	血制品类	18.3
蛏子	鱼虾蟹贝类	33.6	鹅血	血制品类	37.7
牡蛎（海蛎子）	鱼虾蟹贝类	7.1	鹅肝	动物肝脏	7.8
扇贝（鲜）	鱼虾蟹贝类	7.2	鸭肝	动物肝脏	23.1
蛤蜊	鱼虾蟹贝类	10.9	猪肝	动物肝脏	22.6
文蛤	鱼虾蟹贝类	17.7	鸡肝	动物肝脏	12.0

跟着老爸一起选

对于缺铁的孩子，或者无法通过膳食满足每日铁的摄入量的孩子，如果想选择铁剂补铁，该怎么做呢？

■ 优选有机铁

铁分为有机铁[传统有机铁（乳酸亚铁、葡萄糖硫酸亚铁、富马酸亚铁）、新型有机铁（多糖铁复合物、甘氨酸亚铁、乙二胺四乙酸铁钠）]和无机铁（硫酸亚铁、焦磷酸铁）。

无机铁的铁锈味大、刺激性大、吸收率低；有机铁的铁锈味小、胃肠道不良反应小、吸收率高。近年来出现了一种新型有机铁，铁锈味更小，对胃肠道刺激更小，吸收率也更高。常见的新型有机铁有甘氨酸亚铁、乙二胺四乙酸铁钠等。不同类型铁剂的对比分析如图4.2所示。

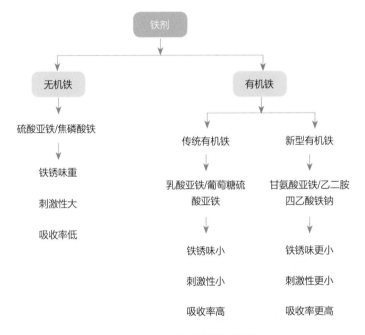

图4.2　不同类型铁剂的分析图

■ 注意选择合适的剂型

为宝宝选对剂型很重要。太小的宝宝吃不了片剂，主要原因是宝宝的吞咽动作还不熟练，可能会有被噎住的风险。家长可以为宝宝选择冲剂或液体形式（包括滴剂）的剂型。

||||||| 有问必答 |||||||

Q: 补铁需要注意哪些事项？

A:（1）可以适量吃一些富含维生素C的食物。维生素C可以帮助三价铁还原成二价铁，帮助铁的吸收。（2）钙会抑制铁的吸收，吃铁剂和补铁食物的同时不要喝牛奶，不要吃补钙类的产品。（3）判断宝宝是否缺铁，最靠谱的方法还是到医院检查，如果确诊为缺铁性贫血，那么光靠食补可能是不够的，还要用铁剂来补铁。

Q: 菠菜、红糖、阿胶适合补铁吗？

A: 红枣、红糖、阿胶、菠菜是很多家长心中的"补铁食物"。但这些食物的铁含量真没有想象中那么高，而且其中含有的都是非血红素铁，吸收率低。我们来详细看看它们含铁量的数据，如图4.3所示。

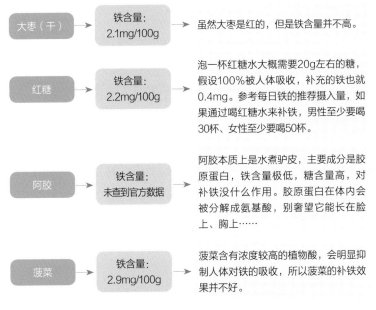

图4.3 大枣、红糖、阿胶、菠菜的铁含量数据分析

Q: 适合补铁的菜肴有哪些?

A: 小宝宝可以吃猪肝粉、强化铁的米粉、富含铁的肉泥等食物。等宝宝长大,能跟大人吃相同的食物了,还可以吃猪肝炒青椒、鸭血炒韭菜、菠菜猪肝汤、水煮肉片等菜肴。

Q: 用铁锅做饭能补铁吗?

A: 都说用铁锅炒菜可以增加菜中的铁含量,但即便真的是这样,补铁的效率也不会高,因为通过铁锅得到的铁为非血红素铁。中国人自古就喜欢用铁锅炒菜,如果真的能够通过铁锅有效补铁,怎么还会有那么多缺铁性贫血的人呢?

老爸实验室

为了宝宝的安全，让宝爸宝妈们安心，我们对14款儿童补铁产品进行了评测，检测了铁含量、糖含量，并对配料表进行了成分分析。同时结合产品标签上的推荐食用量，计算出了按照推荐食用量服用，宝宝能摄入的铁总量和糖总量。检测结果如表4.12所示。

表4.12　14款铁剂的评测结果

产品编号	实测铁含量	按推荐量服用每日铁的摄入量（mg）	实测糖含量（g/100g）	按推荐量服用每日糖的摄入量（g）
1	4.76mg/g	4.28	41.7	3.05
2	0.232mg/mL	4.64	26.6	5.56
3	1.61mg/mL	8.05~16.1	33.6	2.02~4.03
4	1.28mg/g	2.56	0.84	0.02
5	44.1mg/mL	2.20~176.4	—	
6	0.213mg/mL	4.26~6.39	21.3	4.39~6.58
7	0.036mg/mL	0.9~4.5	16.1	4.15~20.7
8	10.8mg/g	4.31	9.46	0.04
9	5.67mg/mL	2.83~11.84	58.3	0.39~1.56
10	2.81mg/mL	2.81	45.9	0.55
11	1.06mg/mL	2.65~5.3	0.41	0.01~0.02
12	5.68mg/mL	5.68	0.32	0.00
13	0.845mg/mL	25.35~38.02	—	
14	1.3mg/g	无推荐摄入量	55.2	1.1g/颗

铁含量

若通过5号和13号铁剂补铁，每日铁的摄入量会超过推荐摄入量，13号铁剂一日可提供的铁量接近 UL（可耐受最高摄入量），5号铁剂一日可提供的铁量甚至超过UL。

风险成分

分析几款产品的配料表后，我们发现有产品含有对羟基苯甲酸丙酯，这是一种尼泊金酯类的防腐剂。对，你没看错，就是经常出现在日化产品中的一类防腐剂。对羟基苯甲酸丙酯在欧洲可以作为食品防腐剂使用，但是早在2011年，我国就已经禁止在食品中使用对羟基苯甲酸丙酯了。我国只允许在某些食品中使用对羟基苯甲酸甲酯和对羟基苯甲酸乙酯。家长们一定要注意！

糖含量

WHO建议儿童每天摄入游离糖应在25g以下。按照14款铁剂针对儿童的推荐摄入量，我们换算了一下补铁的同时会摄入多少糖。4号、8号、10号、11号、12号产品按照推荐量吃，每天摄入的糖较低。如果孩子比较小（1岁以内），建议尽量选择糖含量低的铁剂。

扫描二维码，
发送"铁"
查看更多内容

总结

虽然铁对宝宝的生长发育很重要，但是一般情况下，足够的奶量加上富含铁的辅食就能满足宝宝对铁的需求了。判断宝宝是否缺铁，家长千万不要主观臆断，要带宝宝去医院检查。如果宝宝真的被确诊为缺铁性贫血，再遵医嘱，选择适合的铁剂给宝宝补充。

锌剂

老爸说： 锌是人体必需的微量元素，参与体内70多种酶的合成。宝爸宝妈们为了孩子能健康成长，本就用心良苦，这时候再看到引起焦虑的宣传，如"中国儿童普遍缺锌""人体不能产生锌，只能通过外界补充"等，不了解真相的家长，就会立马下单，给孩子补锌。其实补锌和补钙一样，也存在一些误区，很多家长在不知不觉中就踩了坑。老爸评测这就来揭秘关于"锌"的真相。

你需要了解的知识点都在这里

■ 中国孩子普遍缺锌，是真的吗

2011年，央视曾报道"中国儿童缺锌率达到六成"，再加上缺乏锌的症状实在是太笼统了，比如偏瘦、矮小、厌食、生长发育不良等，家长们对照一看，就觉得自己的孩子缺锌，一定要补一补。事实上，央视报道的是2002年全国普查的结果，参考的是2000年版《中国居民膳食指南》中的推荐摄入量，那时候锌的每日推荐摄入量还很高，因此得出了"六成儿童缺锌"的结论。但2013年版的《中国居民膳食营养素参考摄入量》中，锌的推荐摄入量减少了一半，如表4.13所示。相比较而言，后者对于锌的推荐摄入量更合理。现如今生活水平提高了，营养条件变好了，孩子一般都不会缺锌。

表4.13　中国0～10岁儿童每日锌的参考摄入量（mg）

年龄	DRI（2000版）	DRI（2013版）	美国膳食参考摄入量
0～6月龄	1.5	2.0（AI）	2.0（AI）
7～12月龄	8.0	3.5	3.0
1～3岁	9.0	4.0	3.0
4～6岁	12.0	5.5	5.0
7～10岁	13.5	7.0	8.0

DRI: 中国居民膳食营养素参考摄入量　AI: 适宜摄入量

■ 宝宝需要补锌吗

正常情况下，孩子不会缺锌。0～6月龄的宝宝可从母乳或配方奶中获得足够的锌，6月龄以上的宝宝也可从辅食中摄取足量的锌。关于孩子的饮食情况，家长们最需要关注的应该是"均衡饮食"，这也是很多孩子所缺乏的。如果孩子饮食结构非常不均衡，且缺锌的症状非常明显，建议去医院做个检查，不要盲目给孩子吃补充剂。如果经医生诊断确实缺锌，也确实无法做到饮食上的调整，再遵医嘱考虑补充剂。

■ 适合补锌的食物

如果家长们想防患于未然，建议从饮食下手。补锌的最佳方式是通过食物，如贝壳类海产品、红肉类、动物内脏，这3类食物是锌的良好来源。另外，干酪、虾、燕麦、坚果也是不错的补锌来源。如果经常吃这些富含锌的食物，一般是不会缺锌的。常见补锌食物的锌含量如表4.14所示。

表4.14　常见补锌食物的锌含量（mg/100g）

食物名称	食物类别	锌含量（mg/100g）
生蚝	鱼虾蟹贝类	71.20
鲈鱼	鱼虾蟹贝类	2.83
扇贝（鲜）	鱼虾蟹贝类	11.69
河虾	鱼虾蟹贝类	2.24
猪肉（瘦）	红肉类	2.99
牛肉（瘦）	红肉类	3.71
羊肉（瘦）	红肉类	6.06
鸭肝	动物肝脏类	3.08
猪肝	动物肝脏类	5.78
山核桃	坚果种子类	6.42
腰果	坚果种子类	4.30
杏仁	坚果种子类	4.30

跟着老爸一起选

如果经过检查，宝宝确实严重缺锌，那就需要选择锌补充剂了。选择适合孩子的补锌产品，关键要看配料表是不是足够简单。如果一款补锌产品不含防腐剂、香精香料、合成色素、甜味剂、糖等不适合宝宝的添加剂，同时按照推荐摄入量能满足宝宝对锌的需求量，基本就是比较好的补锌产品了。

||||||| 有问必答 |||||||

Q: 如何判断宝宝真的需要补锌?

A: 需要由医生判断。一般来说处于某些疾病状态的宝宝可能需要补锌，比如肠病性肢端皮炎患儿（一种先天性的锌缺乏疾病）、部分早产儿、有腹泻表现的宝宝等。如果平时宝宝饮食特别不均衡，摄入红肉、动物内脏、海产品等食物较少，并且伴随缺锌的表现，可以去医院做专业检查。如果确实缺锌，那就需要通过专业医生的指导来服用锌补充剂了。

Q: 铁锌复合补充剂的效果更好吗?

A: 如果孩子经医生确诊为缺锌，那铁锌复合补充剂可能就不太适用了。肯定有很多家长会感到疑惑，复合补充剂不好吗？铁和锌可以一起补，不是更方便吗？WHO曾引用一篇文献来阐述补锌和儿童成长之间的关系。其中的一项研究证明，铁会干扰锌的吸收和生物利用，所以如果已经缺锌，选择单独的补锌产品会更好。

老爸实验室

为了宝宝的安全，让宝爸宝妈们安心，我们对15款补锌产品进行了评测，评测了锌含量、糖含量，以及风险成分。同时我们又结合了产品标签上的推荐服用量，计算出了按照推荐服用量吃，宝宝会摄入的锌总量和糖总量。检测结果如表4.15所示。

表4.15　15款锌补充剂的评测结果

产品编号	实测锌含量	按推荐量服用每日锌的摄入量（mg）	实测糖含量（g/100g）	按推荐量服用每日糖的摄入量（g）
1	0.107mg/mL	2.14-3.21	29.2	5.96~8.94
2	1.8mg/g	3.6	72.3	1.45
3	0.162mg/mL	0.81~4.86	16.4	1.01~6.05
4	0.162mg/g	0.486~0.972	67.9	2.04~4.07
5	1.16mg/g	3.48	25.1	0.75

产品编号	实测锌含量	按推荐量服用每日锌的摄入量（mg）	实测糖含量（g/100g）	按推荐量服用每日糖的摄入量（g）
6	1.68mg/g	3.36～5.04	24.2	0.48～0.73
7	4.04mg/g	2.02	16.8	0.08
8	2.55mg/g	5.1	39.4	0.79
9	2.66mg/mL	1.33	35.9	0.18
10	1.22mg/g	4.88	55.8	2.23
11	5.05mg/g	2.52～5.05	60.3	0.30～0.60
12	2.08mg/g	6.24	25.4	0.76
13	1.470mg/mL	7.35～14.7	44.3	2.41～4.83
14	0.778mg/g	2.33	66.3	2
15	0.908mg/g	4.54	91.9	4.6

锌含量

参考表4.15中的数据，我们发现4号和9号样品，参照产品说明书上推荐的服用量计算出的每日锌摄入量偏低；13号样品每日锌的摄入量偏高，不过还好没有超过UL（可耐受最高摄入量）。

糖含量

1、3、4、13、15 号样品，参照产品说明书上推荐的服用量计算出的每日糖摄入量不低，我们还是建议儿童不要过早、过多地摄入糖。

风险成分

另外我们还检测了潜在的污染物：重金属镉、汞、铅、砷、铬。令人欣慰的是，15款产品的镉、汞、铅、砷、铬的检测结果都符合食品安全国家标准《保健食品》（GB 16740—2014）的要求。

扫描二维码，
发送"锌"
查看更多内容

更多检测数据，大家可以扫码阅读查看。

 总 结

正常情况下，只要宝宝饮食均衡，是不会出现缺锌情况的。如果经专业检测确认宝宝缺锌，那么就需要遵医嘱服用补锌剂。如果仅仅是为了防止缺锌，食用补锌剂就没什么必要了。不吃补充剂并不会让孩子输在起跑线上，不良的饮食习惯才会对孩子不利。所以，对孩子真正重要的是饮食均衡，而不是吃补充剂。

益生菌

老爸说：近几年，益生菌绝对是热门产品，不少家庭都常备益生菌产品以作不时之需，甚至很多婴幼儿食品中，也开始添加益生菌。虽然益生菌卖得很火热，但如何定义它，我国目前还没有标准。为了让大家看清益生菌的真相，指导大家科学购买，2019年的"世界肠道健康日"，《中国营养学会益生菌与健康专家共识》正式发布。这一节，老爸评测就和大家聊聊关于益生菌的那些事。

你需要了解的知识点都在这里

■ 什么是益生菌

《中国营养学会益生菌与健康专家共识》中指出，只有在通过分离鉴定、安全评价及功能试验后，符合益生菌概念的菌种，才能被称为益生菌。通俗来说，试验证明有益的菌种才是益生菌。世界卫生组织也曾给出益生菌的定义：益生菌是指摄入足够数量时，能够对宿主（动物、人体）健康带来有益作用的微生物。

多少量的益生菌算充足呢？临床试验的结论是，有效果的剂量至少为10^8CFU/d。

总结来看，"益生菌"需要满足3个指标：

- 为特定功能的菌种，即"菌种符合规定"。
- 对人体健康有明确的好处，即"效果和安全性经过评估"。
- 有足够的量能到达肠胃，即"数量够多、活性足够"。

需要提醒家长的是，在上述介绍中，并没有提到益生菌有治疗作用。建议大家不要用益生菌产品代替用于治疗疾病的药品。

■ 真的需要给宝宝吃益生菌产品吗

其实母乳中天然存在益生菌。用母乳喂养，为宝宝合理搭配饮食，帮助宝宝建立自己的肠道菌群环境才是对宝宝最理想的，益生菌产品只能是作为这些的补充。益生菌产品不是药品，不能用来治疗疾病。宝宝如果出现了严重的腹泻、便秘等疾病，需要及时就医。另外，并不是所有的益生菌都能到达肠道，大部分在半路上就死掉了，选对产品才能有效果。

■ 哪些益生菌宝宝可以吃

出于安全性考虑，我国只允许部分菌种用于食品或保健品。目前可用于食品和保健品的菌种分别有35种和22种，可用

于婴幼儿食品的仅有12种菌株
（表4.16）。宝爸宝妈们一定要
注意看清这12种菌株的菌种名字
及英文的菌株号。切记切记！如
果是买的海淘产品，可以对照拉
丁学名。

■ 益生菌的健康效果

结合我国允许使用的菌种和大
家感兴趣的健康效果，我们整理了
一份有较强证据支持的儿童益生
菌健康效果名单（表4.17）。由
此可见，大部分益生菌的健康作
用都没有明确的证据支持。

表4.16　可用于婴幼儿食品的
12种菌株

菌种名称	菌株号
嗜酸乳杆菌	NCFM
动物双歧杆菌	Bb-12
乳双歧杆菌	Bi-07 HN019
鼠李糖乳杆菌	LGG HN001
罗伊氏乳杆菌	DSM17938
发酵乳杆菌	CECT5716
短双歧杆菌	M-16V
瑞士乳杆菌	R0052
婴儿双歧杆菌	R0033
两歧双歧杆菌	R0071

表4.17　有较强证据支持的益生菌健康效果（1级证据）名单

效果	益生菌种类（菌株号）	备注
急性肠胃炎	鼠李糖乳杆菌（LGG）	—
抗生素引起的腹泻	鼠李糖乳杆菌（LGG）	预防
在看护中心或医院的感染和腹泻	鼠李糖乳杆菌（LGG）	预防
婴儿肠绞痛	罗伊氏乳杆菌（DSM17938）	预防和减少哭闹时间
腹痛	鼠李糖乳杆菌（LGG），罗伊氏乳杆菌（DSM17938）	腹痛相关功能性消化道疾病

跟着老爸一起选

给宝宝选购益生菌产品，要注意以下几点。

■ 选择标注菌种、菌株号的产品

益生菌的健康作用有菌株特异性和剂量依赖性。选购的时候首先要注意选择标明菌种、菌株号的产品。尤其是给婴幼儿选购益生菌产品，要注意选择表4.16中所列的菌种。很多益生菌产品只标注了菌种，没有标注具体的菌株号，我们不建议家长购买这种产品。

■ 活菌数量要足够多

临床试验表明，益生菌能达到健康效果的剂量一般都在 $10^8 \sim 10^{11}$ CFU/d。

■ 选择含有益生元的产品

建议选择含有益生元的产品，比如低聚果糖、低聚半乳糖、菊粉、乳果糖等。益生元不仅是益生菌的"食物"，本身也有一定的健康效果。

■ 选择合适的剂型

咀嚼片剂或胶囊形式的益生菌产品会让宝宝吞咽困难。液体益生菌的活性和稳定性容易受到温度的影响，冷链也存在温度失控的风险。尽量选择粉剂型的益生菌产品，粉剂型有助于减少生产和运输过程中的活菌消耗。

■ 不含糖或者甜味剂

我们在这本书中强调过很多次糖和甜味剂的不利影响。为了宝宝的健康，建议尽量选择没有额外添加糖类或者甜味剂的益生菌产品。

■ 注意正确的服用方法

服用益生菌制剂时，一定注意要使用温水冲服，尽快饮用。如果冲调温度太高，益生菌可能会"出师未捷身先死"。建议冲调温度最好低于40℃，以免烫到宝宝。另外还要注意尽快服用。大多数益生菌都是厌氧菌，暴露在空气中的时间太长也容易失活。最后要注意不要将益生菌和抗生素一起服用。抗生素能够杀死益生菌，吃完抗生素要间隔至少2小时才能吃益生菌产品。

■ 咨询医生，按需选择

选择益生菌产品之前，建议家长一定要咨询医生，按需选择。切记，益生菌不能代替药物治疗。如果有严重肠胃不适、腹泻等症状，请遵医嘱，建议尽量选择OTC类的益生菌产品。

|||||| 有问必答 ||||||

Q: 益生菌能治疗腹泻、便秘以及肠绞痛吗？

A: 益生菌对于防止腹泻确实有效。它可以缩短儿童急性腹泻的时间，预防儿童由于服用抗生素导致的腹泻，比如鼠李糖乳杆菌和布拉酵母菌。

关于益生菌改善便秘的效果，目前证据尚不足以证明。目前发现对便秘更有效果的不是益生菌，而是益生菌的"食物"——益生元，也就是一些膳食纤维，比如乳果糖、低聚果糖。益生菌分解益生元，可以促使大便变软，但是只吃益生菌是不行的。益生菌对缓解婴儿肠绞痛有一定作用，但主要是减少孩子哭闹的时间。

Q: 益生菌可以改善宝宝乳糖不耐受吗？

A: 目前的证据表明，益生菌可以改善成人的乳糖不耐受，而对宝宝来说尚不确定。宝宝可以经常喝含有活性嗜热链球菌和保加利亚乳杆菌的酸奶，也就是要选冷藏酸奶，而不是常温酸奶。常温酸奶已经被灭菌，里面没有活性的益生菌了。

Q: 益生菌可以治疗宝宝湿疹或过敏吗？

A: 目前能够证明益生菌对预防过敏有效的证据不多，世界过敏组织（WAO）建议有高过敏风险的孕妇、乳母或婴儿，可以在医生的指导下用益生菌预防过敏。对于湿疹宝宝来说，最重要的还是要找到形成湿疹的原因。很多湿疹形成的根本原因其实是过敏。如果是食物过敏引起的湿疹，隔离过敏原才是关键。

Q: 益生菌可以增强宝宝的免疫力吗？

A: 益生菌可以改善机体的免疫反应，但是目前还没有足够的证据表明益生菌能提高免疫力。增强免疫力还是要靠营养饮食和适量运动，以及多接触大自然。某些疾病还可以通过按时接种疫苗来预防，比如流感。

老爸实验室

为了宝宝的安全，让宝爸宝妈们安心，我们选择了11款常见的益生菌制剂，对菌种是否符合国家规定、产品形态是否为粉剂型、标注活菌数是否达标等进行了评测。

菌种菌株

所有给婴幼儿吃的益生菌,菌株号必须和表4.16中所列的一致。宝爸宝妈们一定要注意看这12种菌株的中文名字,以及英文的菌株号。

成分配料

市面上大部分益生菌产品执行的标准是食品安全国家标准《固体饮料》(GB/T 29602－2013)。也就是说商家可以不用严格按照婴幼儿食品的标准来生产产品。但对于宝宝吃的东西,我们坚持认为,不适合婴幼儿的成分不能乱加。我们列举了一些需要注意的成分,具体情况见表4.18。

表4.18 益生菌制剂中需要注意的成分

成分举例	说明
甘露糖醇、菊粉	(1)甘露糖醇只适合用在糖果类产品中; (2)菊粉、L-阿拉伯糖、低聚木糖等,属于以前卫生部批准使用的新资源食品,不适合用在婴幼儿食品中
糖类,如白砂糖、蔗糖、葡萄糖	增加宝宝患龋齿的风险,不利于清淡口味的培养
乳制品、益生元、麦芽糊精	(1)对牛奶过敏的宝宝要警惕乳制品成分的添加; (2)低聚葡萄糖、低聚果糖、低聚半乳糖以及抗性糊精等,俗称"益生元",是加分项。它们可以刺激益生菌的生长,同时又不会被肠胃代谢,不产生热量还可以到达大肠改善便秘

产品形态

我们目前只推荐粉剂型的益生菌，原因在本节"跟着老爸一起选"里面有讲。

活菌数量

《益生菌类保健食品申报与评审规定》中要求益生菌产品中的活菌数量不得少于10^6CFU/mL(g)。关于这一点，所有产品标注的益生菌含量都达标了。至于产品中实际存活的益生菌数量，以及还有多少能存活到肠道，检测数据如表4.19所示。

表4.19　11款益生菌制剂的声称值达标情况以及消化存活率

产品编号	宣称添加量（CFU/g）	实测活菌数（CFU/g）	产品存活率	胃消化后的存活率	胃肠消化后的存活率
1	≥$5×10^9$	$6.6×10^9$	132.0%	103.0%	24.0%
2	≥$1.26×10^8$	$1.0×10^9$	74.0%	28.0%	96.0%
3	≥$4.2×10^9$	$1.1×10^{10}$	262.0%	37.0%	0.04%
4	≥$4.5×10^9$	$5.7×10^9$	127.0%	9.8%	0.0%
5	≥$4.8×10^9$	$2.6×10^9$	54.0%	13.0%	1.0%
6	≥$7.5×10^9$	$6.7×10^9$	89.0%	19.0%	10.1%
7	≥$3×10^9$	$2.2×10^9$	73.0%	41.0%	5.5%
8	≥$10×10^9$	$8.2×10^9$	82.0%	146.0%	10.1%
9	≥$10×10^9$	$7.5×10^9$	75.0%	60.0%	6.4%
10	≥$3×10^9$	$1.1×10^9$	37.0%	173.0%	21.0%
11	≥$3.5×10^9$	$5.7×10^9$	163.0%	32.0%	0.02%

我们根据实际存活的益生菌数量和宣称添加量计算出了产品存活率。绝大部分产品的存活率都在50%以上。

我们又根据经过模拟人工胃肠液消化后测得的活菌数，计算出了经消化后的产品存活率，只有一半产品的存活率超过10%。

更多评测的详细数据，欢迎扫码阅读查看。

扫描二维码，
发送"益生菌"
查看更多内容

糖含量

为了追求口感，商家可能会在益生菌产品中添加糖来调味，检测糖含量数据如表4.20所示。

表4.20　11款益生菌制剂的糖含量

产品编号	每日剂量（g）	总糖（g/100g）	按推荐量吃每天会吃多少糖（g）
1	2~4	8.32	0.17~0.33
2	3~4.5	18.3	0.55~0.82
3	1.2~2.4	1.94	0.02~0.05
4	1	16.1	0.16
5	2.5~5	63.7	1.56~3.19
6	1~2	6.04	0.06~0.12
7	2	14.3	0.29
8	1	5.47	0.05
9	1.5~3	31.4	0.47~0.94
10	1~2	26.5	0.27~0.53
11	2~4	61	1.22~2.44

总 结

  通过调研，我们发现，家长常挂在嘴边的"益生菌增强免疫力、治疗湿疹"等效果，目前仍然没有充分的试验可以证明。结合目前益生菌产品的现状、家长们对其的需求度，这样的结果不免让人有些失望。益生菌不是万能的，不同菌种的效果也是不同的。益生菌再利于健康，也不是"包治百病"的"神物"。

第**5**章

儿童食品
"红绿灯"

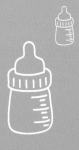

巴沙鱼和龙利鱼

> **老爸说：**喜欢吃鱼的朋友，一定听说过龙利鱼和巴沙鱼这两种鱼。近些年，它们凭借着刺少、肉质鲜嫩，不仅成为宝宝辅食的首选，还成为了酸菜鱼、水煮鱼等菜肴的主角。不过相信大家的疑问也不少，龙利鱼就是巴沙鱼吗？它们的营养是一样的吗？是否都适合孩子吃呢？我们好好地研究了一下这两种鱼，发现存在的问题还真不少。这一节，老爸评测就和大家讲讲关于龙利鱼和巴沙鱼的那些事。

你需要了解的知识点都在这里

■ 真假"龙利鱼"

龙利鱼和巴沙鱼是两种鱼。龙利鱼俗称鳎目，学名为舌鳎，是一种非常优质的食用海鱼。"打南边来了个喇嘛，手里提拉着五斤鳎目"里的鳎目就是指龙利鱼。而巴沙鱼是一种淡水鲶鱼，外形与龙利鱼差异较大，大家可以看看照片对比（图5.1）。

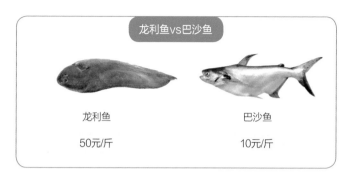

图5.1 龙利鱼和巴沙鱼外观对比

　　这两种鱼明明长得很不一样，为什么那么容易混淆呢？这是因为它们基本上都是经过去皮、脱骨处理后，再拿到市场上卖的。一旦被脱去外皮，它们俩无论从肉质颜色还是外观形态上来看，都非常相似（图5.2）。

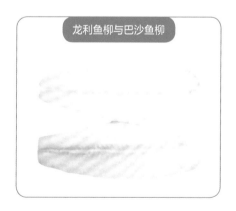

图5.2 龙利鱼柳与巴沙鱼柳外观对比

我们在超市常见的"龙利鱼柳"，大部分都是巴沙鱼柳，仔细看包装就可以发现旁边的标注。在一些生鲜电商平台搜索"龙利鱼"，也会出现很多巴沙鱼的相关产品，有些产品还会标明"淡水龙利鱼"等字样。商家之所以要用巴沙鱼来冒充龙利鱼，主要是因为巴沙鱼比较廉价。

■ 巴沙鱼和龙利鱼的营养价值

巴沙鱼柳和龙利鱼柳长得这么像，是不是营养价值也非常接近呢？经过对比，我们发现巴沙鱼的营养价值并不高。巴沙鱼的蛋白质含量只有龙利鱼的一半，与常见的淡水鱼相比也明显偏低。价格低、刺少、肉多、方便烹饪这些优势，让巴沙鱼在成人的世界里很受欢迎。但宝宝本来食量就小，更应该注重营养搭配，选择巴沙鱼，还不如买常见的鳜鱼、鲈鱼。常见鱼类的营养成分见表5.1。

表5.1　常见鱼类的营养成分

	巴沙鱼	龙利鱼	罗非鱼	草鱼	鲫鱼	鲢鱼	鳜鱼	鲈鱼
蛋白质（g/100g）	9.8	19	18.4	16.6	17.1	17.8	19.9	18.6
脂肪（g/100g）	1.0	0.49	1.5	5.2	2.7	3.6	4.2	3.4
水分（g/100g）	87.4	78.9	76	77.3	75.4	77.4	74.5	76.5

*数据来源：[1]姜鹏飞，郭敏强，祁立波，傅新鑫，董秀萍.巴沙鱼与龙利鱼肌肉中营养成分分析及安全性评价[J].大连工业大学学报，2018，37（05）：340-344.
[2]中国食物成分表第2版.

跟着老爸一起选

如何鉴别龙利鱼和巴沙鱼呢？分享给大家几个选购小技巧。

■ 比价格

龙利鱼和巴沙鱼最直观的区别就是售价了。龙利鱼每斤的价格在50元以上，如果出现离谱的低价就可基本断定是巴沙鱼冒充的。不过，也存在商家将巴沙鱼当龙利鱼高价卖出的可能，还需要进一步确认。

■ 查包装

如果包装上注明"巴沙鱼"，英文为"CABASA"或"BASA"等字样，或者产地为越南的，可以初步判定这款产品为巴沙鱼。再仔细一些，可以看看配料表，写的到底是什么鱼。

■ 尝口感

龙利鱼口感更有弹性，滋味更鲜美，几乎适合所有烹饪方式。巴沙鱼口感偏嫩，会有一些土腥味。

■ 买整条鱼

想要买龙利鱼，最靠谱的方式就是买没有脱皮的整条龙利鱼了。毕竟带皮的时候，这两种鱼的外观差别很大，这样肯定不会买到"假鱼"。

|||||| 有问必答 ||||||

Q：给宝宝选鱼需要注意哪些事项？

A：鱼类含有丰富的优质蛋白质，以及帮助婴幼儿大脑发育的DHA等营养。美国食品药品监督管理局建议孕妇和儿童每周都要吃2～3份的低汞鱼。龙利鱼虽然营养好，但是很难买到货真价实的产品。我们分析了10种常见鱼的DHA含量（越高越好）、甲基汞含量（越低越好）和刺含量（刺越少越好），比较结果见表5.2，希望能为家长日常选鱼提供一些参考。

需要补充说明的是，银鳕鱼的DHA含量比鳕鱼高出数倍，但是汞含量也比鳕鱼稍高，少量吃是不错的。海鲈鱼比淡水鲈鱼的DHA含量更高，但汞含量也比淡水鲈鱼稍高。虹鳟和三文鱼长得很像，经常被用来冒充三文鱼，虽然它的DHA含量也不少，但是比三文鱼还是差了一截。龙利鱼因为刺很少，是许多家长的首选，但其实龙利鱼的DHA含量并不是很高。黄花鱼的DHA含量高，但是刺太多，不太适合宝宝食用。

表5.2　10种鱼的DHA含量、甲基汞含量以及刺含量的比较

鱼类	DHA	甲基汞	刺	推荐/不推荐理由
大西洋鲭鱼（青花鱼）	高	低	少	非常推荐
三文鱼	高	低	少	非常推荐
银鳕鱼	中等	一般	少	推荐
石斑鱼	中等	一般	少	推荐
黄鱼（小黄花鱼）	高	低	多	DHA含量很高，但刺不少
鳕鱼	低	低	少	DHA含量不高
鲈鱼	低	低	少	DHA含量不高
罗非鱼	低	低	少	DHA含量不高
鲤鱼	低	一般	多	汞含量不低、刺不少
金枪鱼（特别推荐大眼吞拿鱼、蓝鳍吞拿鱼）	中等	高	少	汞含量太高

老爸实验室

　　龙利鱼虽然口感细腻、无小刺，但是因为还未实现规模化养殖，所以产量有限且价格高。而巴沙鱼的价格虽然便宜，但是鱼柳外经常包裹着厚厚的冰衣，去除冰衣后的巴沙鱼柳有多重、价格是否依旧实惠，我们不得而知。磷酸盐是巴沙鱼最常用的保水剂，磷摄入超标会导致钙吸收的降低。

　　因此，为了宝宝的安全，让宝爸宝妈们安心，我们检测了几款巴沙鱼解冻前后的质量和磷酸盐含量。

巴沙鱼柳解冻前后的质量

根据业内人士爆料，市售巴沙鱼基本都是冷冻鱼柳的状态，为了保鲜通常会在鱼柳表面包上一层"冰衣"。保水后的巴沙鱼柳重量可增加50%～80%。我们在杭州某海鲜市场也了解到，质量差不多的巴沙鱼，有的卖20元/千克，包冰率高一点的巴沙鱼，卖10元/千克。这种差价基本都是靠加水折回来的。

我们实际测量了某款巴沙鱼柳解冻前后的质量。解冻前是482g，解冻后是337.5g，相差144.5g，足足占解冻前重量的30%。折算一下，如果我们在市面上花20元买了1斤鱼柳，有三分之一的重量是水，那么实际每斤鱼柳的价格就是28元左右。

建议大家在购买冷冻海鲜的时候看一下冰衣的厚度，如果解冻后海鲜"瘦"了一大圈，那就说明价格并不是真便宜。

巴沙鱼柳中的磷酸盐含量

很多家长愿意给孩子吃巴沙鱼柳，是因为它没有刺，吃起来方便，价格也便宜。成人确实可以吃巴沙鱼柳，但是宝宝还是建议尽量少吃。首先是因为巴沙鱼的营养不如龙利鱼，其次是因为巴沙鱼含有较高的磷酸盐。

Food Science & Nutrition杂志曾发表过一篇研究论文，报道称磷酸盐是巴沙鱼最常用的保水剂，巴沙鱼柳中的磷酸盐超标率达30%。我们在生鲜平台购买了5款巴沙鱼，送往实验室进行了检测。

食品安全国家标准《食品添加剂使用标准》（GB 2760—2014）规定，食品中磷酸盐的添加量不得超过5g/kg。5款巴沙鱼样品中均有磷酸盐检出，不过含量都在标准范围内（图5.3）。

磷酸盐含量（mg/kg）

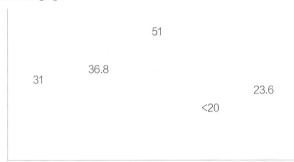

图5.3　5款来自不同生鲜平台的巴沙鱼的磷酸盐含量

2010～2012年中国居民营养素摄入状况调查结果显示，有96.6%的人钙摄入量不足，人均每日膳食钙摄入量仅为300～400mg。磷和钙都是人体必需元素，相互之间存在平衡。当每天钙的摄入量低于400mg时，摄入过多的磷对钙吸收的影响更大。也就是说，如果膳食中的磷摄入超标，会导致人体对钙的吸收率降低。考虑到宝宝的胃肠消化功能不太完善，并且骨骼生长需求旺盛，还是少吃或不吃巴沙鱼为好。

扫描二维码，
发送"龙利鱼"
查看更多内容

总 结

　　巴沙鱼和龙利鱼是两种不同的鱼。通过正规途径购买的巴沙鱼对人体没有太大危害，但营养价值远不如龙利鱼。成人为了"刺少肉多"的话，吃吃也就罢了，建议还是为孩子选择更有营养的龙利鱼。如果觉得龙利鱼太贵，可以给宝宝选择物美价廉的草鱼，或是刺更少的鲈鱼和鳜鱼。买巴沙鱼时，不要只看价格，也要看一下冰衣的厚度，可以注意一下产品包装上的净含量标识。

鳕鱼

老爸说：鳕鱼肉质细嫩鲜美、肉块大且刺少，富含维生素A、维生素D和ω-3脂肪酸，因此很多家长会买来给宝宝做辅食。可是超市中的鳕鱼有十几块钱一斤的，几十块钱一斤的，还有上百块钱一斤的，它们之间到底有什么区别呢？10年前，新闻还曾提过有商家用油鱼冒充鳕鱼。时隔多年，市面上还有假鳕鱼出售吗？如何才能给宝宝买到真鳕鱼呢？这一节，我们一起来了解下有关鳕鱼的那些事。

你需要了解的知识点都在这里

■ 并不是名字里带"鳕"的就是鳕鱼

市面上的鳕鱼非常多，如果按地域分，有太平洋、大西洋、新西兰、阿拉斯加、挪威、法国的鳕鱼。如果按形状分，有圆鳕、扁鳕、狭鳕、无须鳕、长尾鳕还有细鳞壮鳕……我们特此总结了图5.4，方便大家了解和鳕鱼相关的鱼类。下面咱们详细来说说这几类鱼。

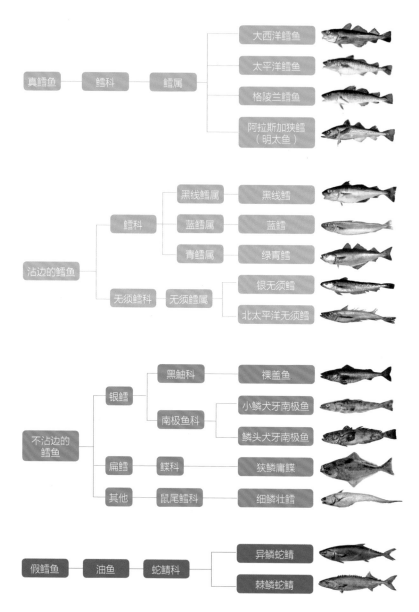

图5.4 鳕鱼和相关鱼的分类图

真鳕鱼

虽然食品安全国家标准《出口食品中常见鱼类及其制品的鉴伪方法》（SN/T 3589.7－2013）中规定，鳕鱼主要是指鳕形目下的鳕科和无须鳕科鱼类，但是我们一般认为，鳕形目鳕科鳕属的鳕鱼才是真正的鳕鱼。所以，大西洋鳕鱼、太平洋鳕鱼和格陵兰鳕鱼才能称得上是传统意义上的鳕鱼。

大西洋鳕鱼（图5.5）也叫挪威北极鳕鱼，是市场上最著名也是欧美国家最认可的鳕鱼。它的鱼鳞细密，鱼皮上有斑纹，并且有一条很明显的白线。由于过度捕捞，目前大西

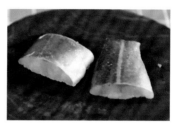

图5.5　大西洋鳕鱼切片

洋鳕鱼的产量下滑较快，市场价格也比较贵。大西洋鳕鱼的脂肪含量很低，一般不会超过1%。

太平洋鳕鱼在国内也被叫做"大头鱼"。由于味道寡淡、口感粗糙，市场需求量较小，价格也相对便宜，仅为10～15元/斤。

格陵兰鳕鱼的产量很小，分布区域比较狭窄，仅在格陵兰岛周边海域出产，市场上非常罕见。

阿拉斯加狭鳕也属于鳕形目鳕科鳕属，这种鳕鱼高产、廉价。常见汉堡店的鳕鱼产品，还有"鳕鱼饼"和"蟹肉棒"中的鱼糜用的大多是这种鱼，它也是朝鲜族人最喜爱的明太鱼。阿拉斯加狭鳕跟大西洋鳕鱼长得很像，购买时一定要擦亮双眼，别花冤枉钱。

常见的"沾边"鳕鱼

黑线鳕、蓝鳕、绿青鳕、银无须鳕、北太平洋无须鳕按照国标都可以算作是鳕鱼，毕竟都是鳕科或者无须鳕科的。但是这些鱼还不能跟广受认可的大西洋鳕鱼相提并论，价格也相对便宜。

不沾边的黑鳕、银鳕和扁鳕

黑鳕、银鳕都是裸盖鱼

这类鱼的肉质比较白，日本人称之为"银鳕鱼"，后来这种叫法传到了中国。这类鱼现在也被叫作"黑鳕"，本质是鲉形目的"裸盖鱼"，跟鳕鱼一点关系都没有！裸盖鱼（图5.6）的横切面有明显纹路，并且有红棕色线条，鱼皮呈现灰色或者黑色，鱼鳞细密。裸盖鱼口感滑嫩，味道鲜美，营养价值也不错，在市场上也成为一种高端鱼类，现在它的售价比大西洋鳕鱼还高出很多。

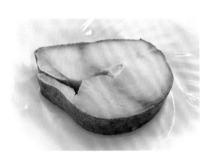

图5.6　裸盖鱼切片

"法国银鳕鱼""智利海鲈鱼"其实是犬牙鱼

还有一类鱼被叫做"法国银鳕鱼""智利海鲈鱼"和"南极鳕鱼"，这类鱼其实是犬牙鱼。犬牙鱼（图5.7）的横切面至少要大过手掌，肉质白嫩，鱼皮一般呈黑色，鱼鳞比裸盖鱼大。为了跟裸盖鱼区分，香港食物安全中心发布的鳕鱼标识指引中，允许对犬牙鱼标注"白鳕鱼"。虽然犬牙鱼在营养价值上稍逊色于裸盖鱼，但由于其捕捞量被严格管控，所以价格跟裸盖鱼差不多，甚至

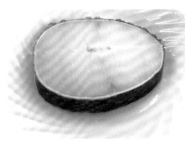

图5.7　犬牙鱼切片

还会稍高于裸盖鱼。裸盖鱼和犬牙鱼之所以肉质滑嫩鲜美，是因为脂肪含量较高，建议每周最多食用2次。如作为宝宝辅食，每周食用1次即可。

扁鳕和比目鱼其实是狭鳞庸鲽

这类鱼跟鳕鱼也沾不上边。狭鳞庸鲽的体型较大，价格高，一般是被切成薄片售卖。狭鳞庸鲽（图5.8）的横切面呈椭圆形，鱼肉较白，鱼皮只有一侧呈深棕色，鱼鳞细密。因其外观特殊，跟以上鱼类相比，好辨认一些。

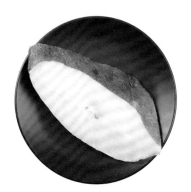

图5.8　狭鳞庸鲽切片

油鱼

油鱼和鳕鱼可谓"八竿子打不着"。油鱼肉质粗糙，横切面一般不会超过手掌，表面有厚厚且泛黄的一层油。油鱼含有20%以上的蛇鲭毒素，也就是蜡酯。这种物质是不能被消化吸收的，所以一次吃太多就会导致腹泻、腹痛，甚至是肠胃痉挛。

很多商家为了卖油鱼，给它赋予了很多名字，比如"圆鳕鱼""龙鳕鱼""水鳕鱼""仿鳕鱼""马加鳕""黑皮鱼""白玉豚""玉梭鱼""白金枪""泉水鱼""牛油鱼""蜡油鱼"，等等。油鱼在有些国家是禁止销售的或者要注明用量及危害才能销售的。我国目前还没有对油鱼销售进行管控，所以才会经常发生用片状或块状的油鱼冒充其他鱼类的情况。

跟着老爸一起选

如何为宝宝选到货真价实的"真鳕鱼"呢？可以关注以下几点。

■ 最好买带有商标和独立包装的鳕鱼

一般来说，大品牌的商家是不会自砸招牌去卖"假鳕鱼"的。那些散装称重的，或者用保鲜膜简单包装的，就要仔细看看了。建议大家尽量不要买散装的鳕鱼，更不要贪图便宜，可以买带有商标以及独立包装的品牌鳕鱼。

■ 通过鱼的外观初步判断

大西洋鳕鱼的鱼肉颜色较白，鱼鳞细密，鱼皮上有斑纹，并且有一条很明显的白线。它的个头也不会很小，如果横切面没有掌心那么大，就要小心了。

■ 关注产品包装上鳕鱼的拉丁名称

有时候，仅仅通过商品名称是无法判断鳕鱼真假的，例如"鳕鱼切片""冻鳕鱼块"。给宝宝选购鳕鱼时，要通过看包装上的配料表以及后面一长串的拉丁名称来确认鱼的种类。我们最推荐的、营养最好的大西洋鳕鱼，拉丁名字是Gadusmorhua，这也是它唯一的专属ID，各位宝爸宝妈一定要记牢。图5.9是某款"深海鳕鱼片"的包装信息，很明显这是一款假鳕鱼。

产品类型：深海鳕鱼片

配料：细鳞壮鳕
原料原产国：俄罗斯
学名：Albatrossia Pectoralis
生产方式：野生捕捞
捕捞区域：FAO61

图5.9 某款假鳕鱼的包装信息图

老爸实验室

为了宝宝的安全，让宝爸宝妈们安心，我们从超市购买了5款"鳕鱼"，检测了它们的DNA，用来验明正身。检测结果如表5.3所示。

表5.3　5款"鳕鱼"的DNA鉴定结果

编号	鉴定结果
1	细鳞壮鳕
2	细鳞壮鳕
3	大西洋鳕鱼
4	细鳞壮鳕
5	大西洋鳕鱼

扫描二维码，
发送"鳕鱼"
查看更多内容

5款"鳕鱼"中有3款是用"细鳞壮鳕"冒充的。虽然吃这种鳕鱼不会像吃油鱼一样拉肚子，但是这种"鳕鱼"也确实是冒牌货。有关评测的详细数据，大家可以扫码阅读。

 总 结

鳕鱼市场命名混乱的问题一直存在。面对这么多长得相像、名字也相近的鳕鱼，消费者的知情权就显得额外重要，希望这个问题能早日得到解决。家长在选购时也要牢记三要素：有包装、看外观、看配料表中鱼的名称和拉丁文名，这样才能为宝宝选到货真价实的鳕鱼。

牛油果

老爸说：“森林黄油”“大自然的蛋黄酱”“植物界的奶酪”“儿童成长必备”……这些高大上的头衔说的都是它——牛油果。自从牛油果被冠上了这些头衔，就从无人问津的水果摇身一变成了高端食材。牛油果真的那么有营养吗？真的适合宝宝食用吗？今天我们就来看看牛油果的营养真相。

你需要了解的知识点都在这里

■ 牛油果的营养成分

　　每100g牛油果和每100g苹果的营养素含量如表5.4所示。和苹果相比，牛油果的碳水化合物含量不高，只有8.5%，但是脂肪含量高达14.7%，相同重量的糖和脂肪相比，脂肪供能是糖的两倍多。所以，牛油果的热量相当高，一颗牛油果大约是150g，也就是大约含有1005kJ能量。从口感上来说，牛油果不像普通水果，没有甜甜的味道和很高的水分，反而有一种类似油脂的口感，这也和它的成分密切相关。

表5.4　100g牛油果和100g苹果的营养素含量对比

	能量 （kJ）	碳水化合物 （g）	脂肪 （g）	蛋白质 （g）	膳食纤维 （g）	钾 （mg）	铁 （mg）	维生素C （mg）
牛油果	670	8.5	14.7	2.0	6.7	485	0.6	10
苹果	227	13.5	0.2	0.2	2.2	119	0.6	4.0

牛油果中钾的含量比较丰富，但是跟黄豆、蚕豆、赤小豆、豌豆、冬菇、竹笋、紫菜等食物中的钾含量相比，就不算什么了，吃多了反而会增加宝宝的肠胃负担。要注意的是，肾功能异常的人，不建议摄入过多高钾食物，以免引起代谢异常。

牛油果中的膳食纤维含量也高于一般水果，宝宝食用牛油果可以促进肠道蠕动，缓解便秘。但是为此而摄入过多的脂肪，恐怕不是一个明智的选择。

■ 牛油果适合宝宝吃吗

根据中国妇幼人群膳食指南，除母乳外，7～9月龄婴儿每天需要从辅食中获得200kcal能量，10～12月龄婴儿每天需要300kcal能量，13～24月龄幼儿需要550kcal能量。对于不足9月龄的婴儿，如果每天吃半个牛油果，哪怕只是小半个，也占据了辅食能量的50%。而对于9～11月龄的宝宝，如果每天吃半个较大一些的牛油果，就等于摄入了全天一半以上的能量了。如果宝宝瘦弱，需要能量密度比较高的食物，那么牛油果比较适合宝宝吃。如果宝宝年龄比较小，千万不要一次给宝宝吃太多这种高脂肪的食物。

有家长会说："牛油果不是含有丰富的膳食纤维以及单不饱和脂肪酸吗？为了这些营养也不可以多吃吗？"牛油果中的膳食纤维含量确实高于一般水果，但会为此摄入过多的脂肪。一个牛油果中大概含有25g脂肪，而一个轻体力活动的成年人每天摄入脂肪量建议不要超过75g。其实，富含膳食纤维又比牛油果热量低的食物有很多，如蔬菜、木耳、海苔等。再来说说脂肪酸。婴幼儿最需要的是α-亚麻酸，人体不能合成这类脂肪酸，可牛油果中这类脂肪酸的含量并不高。如果家长很想补充单不饱和脂肪酸，不妨通过食用油补充。很多食用油都富含单不饱和脂肪酸，比如茶油、橄榄油和芥花籽油。

虽然多吃牛油果是弊大于利，但是如果用牛油果代替脂肪含量高的酱料或者食用油还是不错的，比如把牛油果捣成泥抹在面包上，或者把牛油果和酸奶混合在一起做沙拉酱。

跟着老爸一起选

如何挑选优质的牛油果呢？关注两点：一是观察颜色。如果牛油果是鲜绿色，说明它还没有成熟，等到牛油果逐渐变黑的时候，最佳食用期就要到了。二是摸手感。在选购牛油果时，可以用手按一按，成熟的牛油果，用手指轻轻按压是可以按动的，但是手感不能特别软。特别软的时候可能果肉都已经坏了。

Q: 宝宝多大可以吃牛油果?

A: 辅食添加初期就可以给宝宝少量尝试牛油果了。可以将牛油果泥添加在米粉和粥里，也可以直接做成果泥给宝宝吃，注意量一定不要过多。等宝宝长到9~12月龄，可以把牛油果添加在肉泥、面条等辅食中给宝宝吃。如果宝宝肠胃较弱，有腹泻的情况，尽量在1岁后再给宝宝尝试牛油果。需要注意的是，牛油果中富含抗氧化物质，一定要在切开后立即食用完毕，不要久放，不然很快就会氧化变黄。

Q: 可以给宝宝吃多少牛油果?

A: 牛油果的脂肪含量很高，不太容易消化，如果一次吃过多的牛油果会给宝宝的肠胃带来比较大的负担。6~12月龄的宝宝建议只吃一点，一是让宝宝适应牛油果的口味，二是不要给宝宝的消化系统增加负担。随着宝宝月龄的增加，可以适当增加牛油果的量。即使是3岁以上的宝宝，也不要一次性食用超过一颗牛油果，而且最好是用牛油果替代脂肪含量比较高的食物，比如牛油果搭配其他食材做成酱，取代常见的黄油和蛋黄酱等。

总 结

没有什么食物本身的营养是完美无瑕的。我们写这篇文章不是为了打压牛油果，而是希望家长们能以平常心来看待牛油果。牛油果只是一种普通食物，没有什么神奇的功效，能量还很高，婴幼儿建议要少吃。如果吃不惯牛油果也不必纠结，其他食物一样可以达到补充相同营养的目的。其实，让宝宝能健康成长的饮食诀窍就四个字——均衡饮食。

果汁

> **老爸说：** 众所周知，水果是一类营养丰富、适合宝宝吃的健康食物。考虑到携带便捷性和储藏时间，很多家长会给宝宝选择果汁作为水果的代替品。果汁的口感酸酸甜甜的，又有很多种口味可以选择，不仅是宝宝，很多大人也非常喜欢。面对品类繁多、价格从3元到30元不等的果汁，家长该如何挑选呢？这一节，老爸评测就和大家讲一讲，关于果汁的那些事。

你需要了解的知识点都在这里

■ 果汁饮料不等于果汁

食品安全国家标准（国标，下同）《果蔬汁类及其饮料》（GB/T 31121—2014）对果蔬汁饮料是这样定义的，果蔬汁饮料是以果汁（浆）、浓缩果蔬汁（浆）或蔬菜汁（浆）、浓缩蔬菜汁（浆）、水为原料，添加或不添加其他食品原辅料和（或）食品添加剂，经加工制成的制品。具体分类如下（图5.10）。

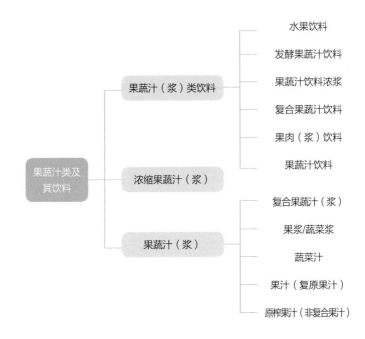

图5.10　果蔬汁的分类图

　　国标中规定了果蔬汁（浆）类饮料中果汁含量的要求：果汁饮料要求果汁含量不低于10%，允许添加食品添加剂；水果饮料要求果汁含量在5%～10%，允许添加食品添加剂。也就是说，果汁饮料在营养上不如果汁，它实际上是果汁加上各种添加剂调配而成的。目前市面上的"果汁"大多为果汁饮料。

■ 果汁的分类

　　很多家长觉得，选购的时候只要避开"果汁饮料"选择果汁就好了。可是你知道吗？果汁也分4类：鲜榨果汁、100%纯果汁、NFC果汁和冷压果汁。营养价值从高到低排序，分别是：冷压果汁＞鲜榨果汁＞NFC果汁＞100%纯果汁。

鲜榨果汁

鲜榨果汁指的是用新鲜水果榨出来的汁。一般出现在水果店、餐厅或在家中用榨汁机现榨。鲜榨果汁保留了大部分的果肉和香味，但是因为没有杀菌，极易氧化和变质，一般建议在2个小时内喝完。

100%纯果汁

很多人都会有一个误区，觉得100%纯果汁就是鲜榨果汁。实际上100%纯果汁的确切叫法应该是"浓缩还原果汁"，即复原果汁。通俗一点说，就是先从果汁中除去一定比例的水分形成浓缩果汁，之后再添加适量的水分，将其还原而成的果汁。所以，"100%"的含义并不是指"鲜榨的原汁"，而是指其中兑水的含量。比如：浓缩果汁去掉了原果汁中80%的水，在还原时加入80%的水，这就是100%纯果汁。仔细看100%纯果汁的配料表不难发现，其配料为水和浓缩果汁。

为什么要如此复杂地去水浓缩再加水呢？当然是为了便于保存和运输。这种操作的主要缺点是在浓缩的过程中，部分水溶性的香味物质会与水一起蒸发掉。此外，高温杀菌的过程也会使果汁风味发生改变。这时就要额外添加香味物质保持果汁的色泽和香味，这也是为什么浓缩果汁没有鲜榨果汁味道好的原因。

NFC果汁

NFC是Not From Concentrate的缩写，意思是非浓缩还原。说通俗一点，NFC果汁就是水果原汁，有些产品会采用"原榨"这一概念。其与鲜榨果汁的区别在于保质期长短，NFC果汁经过巴氏杀菌，在冷藏条件下可以保存一个月左右。

冷压果汁

冷压严谨一点应该翻译为"冷压技术"，顾名思义，这是一种压榨方法。该技术就是通过压力将水果中的水分挤压出来，在工作的过程中保持常温。

超高压冷杀菌技术（HPP），让果汁承受600Mpa的高压，在这种环境下，绝大多数微生物无法生存。

二者相结合压榨出的果汁就是我们说的冷压果汁。

■ 为什么冷压果汁营养最好

从技术层面来讲，传统榨汁的过程会让水果中的多酚氧化酶等物质释放，进而催化多酚类物质发生氧化反应，生成褐色的醌类物质。榨汁机刀片高速旋转的工作过程中，瞬间产生的热量还会加速果汁的氧化。冷压技术可以有效地避免褐变反应，并且通过HPP，让整个过程不产生热量，从而有效避免了因为氧化导致的营养损失。还有巴氏杀菌和超高温灭菌，虽然是短时间杀菌，但都会使果汁达到一个很高的温度，对果汁造成一定的营养和风味的损失。而冷压技术和HPP都在常温下进行，无疑使果汁的营养和风味损失降到最低。

综合来讲，冷压果汁的营养价值要大于鲜榨果汁。需要注意的是，冷压技术与HPP的组合，并非代表果汁不会氧化。一般开盖后，充分接触空气4～5个小时，果汁就会逐渐被氧化。

跟着老爸一起选

■ 看清标识

家长们在选购果汁时，首先要看清包装上的标识，确保买到的是果汁。如果想喝营养价值相对较高的果汁，请选择冷压果汁。

■ 尽量给宝宝食用新鲜水果

与水果相比，果汁更像"糖水"。如果宝宝不排斥吃水果，尽量别给宝宝喝果汁，毕竟完整水果的营养更好，摄入过多的游离糖也不利于宝宝的健康。2017年，美国儿科学会（APP）发布了关于婴幼儿饮用果汁的最新指南。该指南指出：1岁以下宝宝不能饮用果汁。即使给1岁以上的宝宝喝果汁也一定要限量，一定要少喝，并且在睡前不要给宝宝喝果汁，容易造成龋齿（如图5.11所示）。

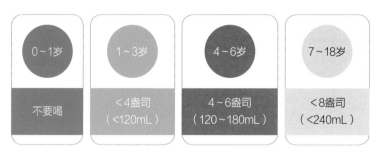

0~1岁	1~3岁	4~6岁	7~18岁
不要喝	<4盎司 （<120mL）	4~6盎司 （120~180mL）	<8盎司 （<240mL）

图5.11　美国儿科学会有关喝果汁的建议

|||||||　　　　　有问必答　　　　　|||||||

Q： 为什么喝鲜榨果汁不能代替吃水果？

A： 弄清楚这个问题前，我们应该了解一下二者的营养差异。水果中含有果胶、纤维素、膳食纤维、抗氧化的多酚类物质、维生素C、胡萝卜素、花青素、有机酸等。吃水果时，这些营养物质能被全部摄入，其中糖所占比例偏低，且糖存在于细胞中，对身体的直接影响较小。

当水果变成果汁时，果胶、纤维素、膳食纤维等不溶于水的成分在压榨后被当作残渣抛弃，只有水溶性的成分被保留。果汁虽然保留了维生素C、抗氧化的多酚类物质、有机酸等水溶性成分，但是糖的占比也大大升高了。而且随着细胞破损，糖游离出来，更是能直接对身体产生影响。

所以，喝鲜榨果汁，不如直接吃水果！

一些家长又会说，虽然果汁中不含膳食纤维等不溶性物质了，但留下来的营养物质也更容易被吸收吧？其实，即使不打成果汁，水果中的糖分、有机酸等水溶性成分，也很容易被人体吸收。而且对于长牙齿的宝宝来说，直接吃水果并不困难，还能锻炼咀嚼能力，一举两得。

总　结

　　家长尽量给宝宝吃新鲜的水果。如果要给宝宝喝果汁，一定要擦亮眼睛进行挑选。冷压果汁在果汁中营养相对最好，但是冷压果汁价格不低。成长期儿童建议直接食用水果，想用果汁饮料给孩子补充维生素的家长请三思而后行。

巧克力

老爸说： 相信每个宝宝都拒绝不了甜食的诱惑，但是甜食吃多了，不仅容易长蛀牙，还容易变胖。相比其他甜食，巧克力是一个神奇的存在，因为它被认为具有一些"神奇效果"。比如，巧克力的原料可可，含有一些能够让人精神振奋的物质，可以让人感到快乐。再比如，黑巧克力被公认有减肥的效果……这些说法都是真的吗？儿童可以吃巧克力吗？这一节我们就一起来了解一下关于巧克力的健康真相。

你需要了解的知识点都在这里

■ 巧克力的原料

我们先来认识一下巧克力的原料。可可豆经过发酵、烘烤、去皮等处理之后，被研磨压榨成"可可浆"，也叫"可可液块"。可可浆能够被分离成可可脂和可可粉，如图5.12所示。可可脂是从可可浆中分离出的乳黄色硬性天然植物油脂，它具有可可特有的香味儿，27℃以下几乎全部是固体，随温度的升高会迅速熔化，到36℃左右会完全熔化。可可粉是可可浆去除部分可可脂以后，粉碎过筛形成的棕褐色粉末。巧克力的那些"神奇效果"主要与可可粉中的成分有关。可可脂与可可粉也是加工巧克力的核心原料。

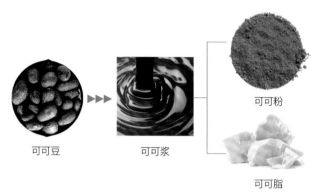

图5.12　巧克力的原料

■ 巧克力的分类

巧克力有3类：黑巧克力、牛奶巧克力和白巧克力，它们的成分差异如图5.13所示。

黑巧克力和牛奶巧克力的包装上需要标识"总可可固形物含量"的字样。白巧克力和巧克力制品可以不做标识，也可以标识"巧克力部分可可固形物含量"的字样。这是因为国标对巧克力的可可脂、非脂可可固形物、总可可固形物含量都做了规定，如表5.5所示。总可可固形物含量指的是巧克力中的可可物质的含量，包括了我们之前提到的可可粉、可可浆（可可液块）、可可脂等。总可可固形物含量越高，意味着可可的含量越高，一些有益物质也越高。当然，价格也会更贵。黑巧克力的非脂可可固形物含量要求最高。可可中的一些健康成分比如多酚、类黄酮等大都存在于这个部分，这也是黑巧克力被认为是健康食物的主要原因。

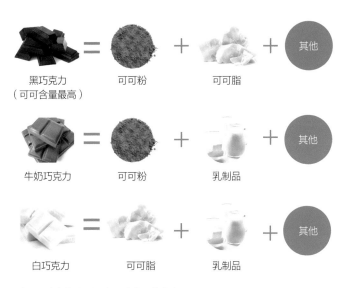

注：图片中的图形只表示成分不代表含量

图5.13　不同类型巧克力的组成

表5.5　不同类型巧克力的基本成分要求

项目	黑巧克力	白巧克力	牛奶巧克力
可可脂（以干物质计）/（g/100g）	≥18	20	—
非脂可可固形物（以干物质计）/（g/100g）	≥12	—	2.5
总可可固形物（以干物质计）/（g/100g）	≥30	—	25

黑巧克力

配料：可可液块、白砂糖、乳脂肪、可可脂、食用植物油、食品添加剂［乳化剂（大豆磷脂）］、食用香精。可能含有微量麸质、坚果果仁成分。
可可黄烷醇含量不低于159mg/100g
总可可固形物含量≥48%。

图5.14 某款黑巧克力的包装信息图

可可粉中含有多酚化合物，有一定的苦涩味。所以，可可粉含量较高的黑巧克力会比较苦，具有最浓郁的"巧克力味"。国标规定，黑巧克力的总可可固形物不低于30%就可以了，这也能解释为什么有的黑巧克力比较甜，有的比较苦，因为有添加糖的空间。所以黑巧克也不能盲选，还是要看看包装信息（图5.14），总可可固形物越高，糖含量越少的，相对越健康。

白巧克力

你有想过为什么可可豆是棕黑色的，白巧克力却是白色的，没有可可味还特别甜吗？这是因为白巧克力里没有可可粉，只有可可脂。它基本上是由白砂糖、奶粉、可可脂、香精组成的（图5.15），家长要慎重选择。

配料：白砂糖、可可脂、脂乳粉、曲奇饼干（12%）、玉米糖浆、乳糖、植物油、无水奶油、大豆磷脂、聚甘油蓖麻醇酸酯、食用香精。

图5.15 某款白巧克力的包装信息图

牛奶巧克力

虽然叫牛奶巧克力，但是它的主要成分既不是可可也不是牛奶，而是白砂糖（图5.16）。配料表里虽然有奶粉，但你吃到的奶香味大概率来自香精，因为牛奶并没有这么香。不过和白巧克力相比，牛奶巧克力里至少用了真可可粉。

配料：白砂糖、可可脂、脱脂乳粉、可可液块、乳脂肪、乳糖、食用植物油、大豆磷脂、食用香精。可能含有微量麸质和坚果果仁成分。总可可固形物含量≥25%。

图5.16　某款牛奶巧克力的包装信息图

巧克力制品

在巧克力制品中，巧克力只是其中的一种配料，所以别指望其中的可可含量有多高。巧克力制品的成分更加复杂（图5.17），糖含量和热量都不低。

配料：牛奶巧克力30%（白砂糖、可可脂、可可液块、脱脂乳粉、无水奶油、磷脂、食用香料）、白砂糖、植物油、小麦粉、乳清粉、低脂可可粉、磷脂、碳酸氢钠、食用盐、食用香料。

图5.17　某款巧克力制品的包装信息图

代可可脂巧克力

还有一类看起来很像巧克力，但其实跟巧克力关系不大的产品，叫作代可可脂巧克力。代可可脂巧克力用氢化植物油代替了可可脂，可可粉的含量非常低（图5.18）。氢化植物油

配料：氢化植物油、白砂糖、可可粉、乳清粉、脱脂乳粉。

图5.18　某款代可可脂产品的包装信息图

可能含有不利于人体健康的反式脂肪酸，各位宝爸宝妈在购买的时候要注意。如果配料表里有"代可可脂"这几个字，记得到营养成分表里看看，反式脂肪酸含量是否为零。

■ 孩子能吃巧克力吗

不建议12岁以内的孩子吃巧克力，原因有2点。

可可中含有咖啡因

有家长可能会说，市面上有含糖量低的黑巧克力，是不是这种巧克力宝宝可以吃呢？我们也不建议。首先，100%黑巧克力味道非常苦，宝宝未必能接受。其次，黑巧克力的原料可可粉中是含有少量咖啡因的。美国儿科学会建议，12岁以下的儿童不应摄入含有咖啡因的食物和饮料。咖啡因会影响宝宝的睡眠，而且咖啡因属于刺激性物质，宝宝的大脑尚未发育完全，长期摄入咖啡因可能会给宝宝带来不好的影响。

巧克力的含糖量很高

美国儿科学会曾发布，不建议2岁以内的孩子吃任何含有添加糖的食物和饮料。过早给宝宝吃甜食，容易让宝宝的口味更加嗜甜。摄入过多的糖，还会增加宝宝患龋齿、长胖的风险，甚至还会增加青少年患糖尿病的风险。我们曾经实测过13款巧克力的含糖量，如图5.19所示。除了100%黑巧克力外，其余巧克力的含糖量都不低。

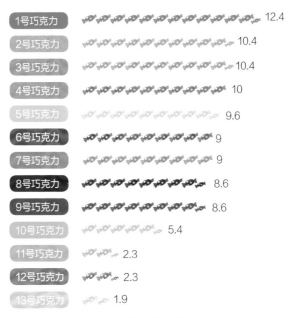

実測13款巧克力的糖含量（g/100g）

1号巧克力	12.4
2号巧克力	10.4
3号巧克力	10.4
4号巧克力	10
5号巧克力	9.6
6号巧克力	9
7号巧克力	9
8号巧克力	8.6
9号巧克力	8.6
10号巧克力	5.4
11号巧克力	2.3
12号巧克力	2.3
13号巧克力	1.9

图5.19　13款巧克力的糖含量

巧克力中的脂肪有一半是饱和脂肪

我们都知道巧克力是一种高热量的零食，除了糖，还含有大量的脂肪（来自可可脂）。可可脂中的饱和脂肪酸占比超过一半，而大量饱和脂肪酸的摄入对宝宝的健康是不利的。

综上所述，无论从糖的角度、饱和脂肪酸的角度，还是咖啡因的角度去考虑，都不建议给孩子吃巧克力。如果孩子一定要吃，请控制食用量。成年人建议优选含糖量低的黑巧克力。

Q：吃黑巧克力能减肥吗？

A：巧克力确实有抑制食欲的作用，那是因为其中含有咖啡因，适量摄入会降低食欲。可可含量越高，咖啡因含量越高，所以黑巧克力被传言有减肥的功效。但是可可含量增加的同时，也会让黑巧克力的脂肪含量增加，导致热量更高。比如，同一品牌的黑巧克力和牛奶巧克力，反而是黑巧克力热量高。越接近100%的黑巧克力，热量越高。所以不要指望吃黑巧克力能直接减肥，倒是可以用黑巧克力代替一些高脂肪含量的零食，但注意不能贪多。

总结

如果是成年人吃巧克力，建议优选黑巧克力，并且要注意包装上标注的总可可固形物含量，买含量相对高点的。不建议孩子多吃巧克力，毕竟其成分中有较多的糖、较多的饱和脂肪酸，以及少量的咖啡因。

加工肉制品

老爸说：香肠、火腿肠、午餐肉、培根这些加工肉制品，具有保存方便和美味的优势，深受孩子们的喜爱。但它们也经常被家长视为垃圾食品，原因是很多家长觉得加工肉制品里根本没什么肉，全都是淀粉，还有很多添加剂。2015年，WHO宣布加工肉制品为1类致癌物（比如香肠、火腿肠、午餐肉等）。加工肉制品是否不利于健康？孩子还能不能吃？这一节我们就一起来看看加工肉制品的健康真相。

你需要了解的知识点都在这里

■ 为什么说加工肉制品不利于健康

加工肉制品一般是以肉类为原料，添加淀粉、各种添加剂混合制成的。之所以说加工肉制品不利于健康主要是有以下4个原因。

高盐

在加工肉制品中，盐除了能提供咸味，还有重要的功能。

首先，盐是防腐剂，高盐可以在一定程度上抑制细菌滋生。其次，盐能提高肉制品的持水能力，改善质地。可以说，加工肉制品的口感离不开盐的添加。

《中国居民膳食指南》建议，成人每天的钠摄入量不超过1500mg为宜，婴幼儿更应该减少钠的摄入。市面上的午餐肉、火腿肠、香肠等加工肉制品的钠含量都不低，基本都在600mg/100g以上。几块加工肉制品吃下去，不算其他食物，一天的盐的摄入量就已经够了。

高脂肪

我们常吃的猪瘦肉脂肪含量约为6%，蛋白质含量约为20%，蛋白质含量是脂肪含量的2～3倍。而很多加工肉制品的蛋白质与脂肪比例却让人大跌眼镜：像午餐肉，其中的脂肪含量基本都大于蛋白质含量。

肉的质量不高

加工肉制品里面用的肉整体品质不高。我们从业内相关人士那里了解到，火腿肠里除了鸡肉、猪肉，还会添加价格更加低廉的猪皮、鸡皮、鸭皮、鸡架泥、鸡脖泥等边角肉，增加蛋白质含量和口感。这些边角肉只要来源规范，是没有什么问题的，吃起来差别也不大。

有的家长以为培根是从猪身上整片切下来的。实际我们吃的培根，有些也是用碎肉拼接起来的。还有的培根中会添加大豆蛋白，目的是增加肉的弹性，降低瘦肉的用量。

《中国居民膳食指南》推荐每天需要吃50～75g的畜禽肉，显然加工肉制品的品质和营养价值是无法与市售畜禽肉相媲美的。

添加剂多

除了肉，加工肉制品会添加不少符合标准的添加剂，比如保水的磷酸盐、让肉味更浓的香精等。

■ 加工肉制品中的亚硝酸盐对人体有危害吗

很多加工肉制品中都会添加亚硝酸盐，主要为了食品的护色和防腐。我们平时买到的午餐肉，肉的颜色通常比较粉嫩，让人看起来很有食欲，就是亚硝酸钠的"功劳"。亚硝酸盐也是目前为止对付肉毒杆菌最高效的防腐剂。

相信很多家长都听说过加工肉制品中的亚硝酸盐有致癌风险。其实亚硝酸盐本身并不致癌，但在一些条件下，亚硝酸盐会与蛋白质中的胺结合变成亚硝胺，而亚硝胺是一种强致癌物。

正规品牌食品中亚硝酸盐的添加量都在安全范围之内，正常食用是不会致癌的，大家不必过分担忧。欧盟在2017年重新评估了亚硝酸盐的安全性。评估结果表明，成人从食品添加剂中摄取的亚硝酸盐是在安全水平内的，但是儿童和一些敏感人群还是建议尽量避免摄入。

跟着老爸一起选

加工肉制品的脂肪和钠含量都比较高，小宝宝建议尽量少吃。如果想吃这类加工肉制品，可以自己买肉去加工，这样比直接购买成品要更利于健康一些。如果孩子长大了想要尝试一些加工肉制品，要注意以下几点。

- 看是否符合对应的国家标准。午餐肉的执行标准有食品安全国家标准《罐头食品》（GB 7098—2015）和食品安全国家标准《猪肉糜类罐头》（GB/T 13213—2017），执行猪肉糜类罐头优品级标准的午餐肉，肉的添加量比较高，至少为80%；火腿肠执行的标准为食品安全国家标准《火腿肠》（GB/T 20712—2016）；培根执行的标准为食品安全国家标准《培根》（GB/T 23492—2009）。

- 尽量买原味加工肉制品。你可以自己加辣椒酱、胡椒粉等来满足你想要的口味，避免厂家用重口味掩盖食材问题。

- 在配料表中仔细看是否有以下成分：亚硝酸盐、味精（谷氨酸钠）、大豆蛋白、色素等。尽量选择添加剂少一些的，同时配料表中"肉"尽可能排在前面的加工肉制品。

- 谨慎购买营养成分表中钠含量过高的加工肉制品。

- 买回来的香肠可以切开看中间的肉质。能看到肉质纹理的是比较好的香肠。

总 结

　　加工肉制品，因其加工工艺的特殊性，其中难免会含有较多的食品添加剂，而且脂肪和钠的含量也很高，因此建议家长少给孩子吃。1岁以下的宝宝要尽量避免食用加工肉制品。如果没时间买鲜肉给宝宝烹调，也可以尝试自己买肉加工，相对来说会更利于健康一点。

儿童牛排

老爸说：近几年，不少超市出现了"儿童牛排"，声称儿童牛排比一般的牛排更嫩，肉质更加细腻，价格还便宜。儿童牛排真的有这么好吗？这种牛排和普通牛排有什么区别呢？这一节，老爸评测就带你们来扒一扒儿童牛排的真相。

你需要了解的知识点都在这里

■ 牛排的分类

牛排根据不同的加工处理方式，可以分成两类：合成牛排和原切牛排，如图5.20所示。

原切牛排会根据这块肉在牛身上的部位来命名，比如西冷、眼肉、菲力等。而合成牛排因为一直都被人怀疑是用劣质肉合成出来的，因此不太受消费者欢迎。不少商家也抓住了大家这种怀疑心理，打造一个新说法：拒绝拼接，只做整切。"整切"听起来好像还不错，难道是"原切"的代称或者别名吗？其实并不是，市面上很多整切牛排都含有很多的添加剂。

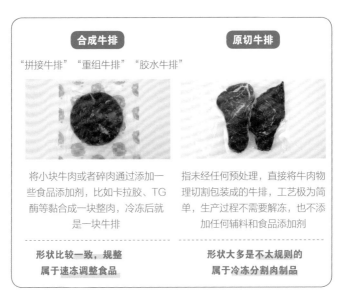

图5.20 合成牛排和原切牛排对比图

　　整切牛排和合成牛排一样都属于速冻调理食品，只不过用的原料可能是一块完整的肉而不是拼接肉。它更像是原切牛排和合成牛排之间的过渡产品。3种牛排的对比大家可以见表5.6。从食品安全的角度看，不管是合成牛排还是整切牛排，这类调理过的牛排只要符合国家相关标准，都是安全的。

表5.6　原切牛排、整切牛排、合成牛排的对比

	是否为拼接肉	是否添加辅料
原切牛排	✕	✕
整切牛排	✕	✓
合成牛排	✓	✓

■ 什么是儿童牛排，适合孩子吃吗

目前，还没有标准支持牛排按照所食人群的年龄分类。就像这几年冒出来的儿童酱油、儿童榨菜一样，儿童牛排也是一个专门忽悠家长的产品。如果是儿童吃的牛排，老爸评测建议选择原切无添加的牛排。合成或整切牛排里添加剂和辅料比较多，盐含量比较高，不太适合给孩子吃。在部位种类上家长可选择肉质比较嫩的菲力牛排，它不需要用力咀嚼，脂肪含量相对较低，口感上很适合孩子。

跟着老爸一起选

现在大多数牛排的外包装上并没有标识是原切牛排、整切牛排还是合成牛排，只会在配料表的小字部分做提醒。以下4招可以帮我们选出适合孩子的原切牛排。

■ 看配料表

像整切牛排还有合成牛排这种调理牛排，配料表中除了牛肉之外，还有水、各种辅料和添加剂。而原切牛排的配料表里只有牛肉（见图5.21）。

a.整切牛排配料表

配料：牛肉、水、大豆蛋白、酿造酱油（含焦糖色）、白砂糖、味精、食用盐、蒙特利尔牛排调味料（食用盐、黑胡椒、大蒜、芫荽籽、食用葡萄糖、辣椒、香辛料、食用香精）、鸡粉调味料、牛肉粉调味料、甜椒粉、香辛料、小麦粉、食品添加剂（复配肉制品水分保持剂（三聚磷酸钠、六偏磷酸钠）、复配酸度调节剂（柠檬酸、柠檬酸钠、碳酸钠、碳酸氢钠）、复配乳化剂（酪蛋白酸钠、焦磷酸钠、三聚磷酸钠、谷氨酰胺转氨酶、麦芽糊精）、羟丙基二淀粉磷酸酯、碳酸氢钠、D-异抗坏血酸钠）。

b.原切牛排配料表

配料：牛肉
原产地：澳大利亚

图5.21 整切牛排和原切牛排的配料表对比

■ 看执行标准

调理牛排属于速冻调理肉制品或速冻菜肴制品，执行的标准是《速冻调理食品》（SB/T 10379—2012）。原切牛排属于冷冻分割肉，一般执行食品安全国家标准《鲜（冻）畜、禽产品》（GB 2707—2016）或者食品安全国家标准《鲜、冻分割牛肉》（GB/T 17238—2008）标准。整切牛排和原切牛排的执行标准对比如图5.22所示。

整切牛排

产品标准代号：SB/T 10379—2012

原切牛排

产品标准代号：GB 2707—2016

图5.22 整切牛排和原切牛排的执行标准对比

■ 看外形

原切牛排的形状大多不规则，不会有一模一样的两块牛排。而很多调理牛排会对牛肉进行适当修整和塑形，让牛排看起来更好看，也更有利于加工。整切调理牛排和原切牛排的外形对比如图5.23所示。

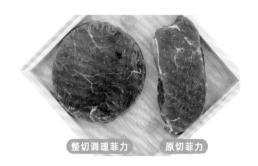

图5.23　整切调理菲力牛排和原切菲力牛排外形对比图

■ 观察解冻状态

调理牛排解冻后肉质比较松散，水分渗出较多，色泽会比较暗。原切牛排解冻后肉质相对紧实，没有太多的水分渗出来，比较接近牛肉解冻后的颜色。解冻后整切调理牛排和原切牛排的对比如图5.24所示。

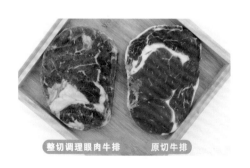

图5.24　解冻后整切调理眼肉牛排和原切牛排对比图

老爸实验室

为了宝宝的安全，让宝爸宝妈们安心，我们从超市购买了6款儿童牛排，评测了它们的添加剂和辅料数量、钠含量、挥发性盐基氮、含水量等指标，并与一款原切牛排进行了对比。评测结果如表5.7所示。

表5.7　6款儿童牛排和1款原切牛排对比的评测数据

产品编号	添加剂和辅料数量	钠含量（mg/100g）	挥发性盐基氮是否低于10mg/100g
1	24	500	✗
2	17	640	✗
3	14	370	✗
4	14	580	✗
5	5	430	✓
6	0	50	✓
原切牛排	0	50	✓

添加剂和辅料数量

6款儿童牛排里居然只有一款没有额外添加辅料，其余几款都加了水和各种添加剂，其中最多的一款高达24种。这些牛排主要添加的是调味料、卡拉胶、磷酸盐等，通过添加这些辅料可以改善牛排的嫩度，使牛排更有味道。

产品类型：儿童牛排

配料：牛肉、水、大豆蛋白、粮谷纤维、果蔬纤维、酱油、淀粉、水解胶原蛋白、白砂糖、鸡精调味料、鸡粉调味料、复合调味料、黑胡椒、香辛料、食用盐、甲基纤维素、三聚磷酸钠、六偏磷酸钠、焦磷酸钠、碳酸钠、碳酸氢钠、柠檬酸钠、D-异抗坏血酸钠、海藻酸钠、双乙酸钠。

图5.25 某款儿童牛排的配料表

我们也试吃了某款"儿童牛排"，其配料表如图5.25，发现这些经过调理的牛排确实很嫩，调料味很明显，但牛肉本身的味道基本都被掩盖了。《中国居民膳食指南》建议儿童饮食应尽量保持食物自然的味道，少添加不必要的调味料。这些所谓的"儿童牛排"很可能会影响孩子们养成良好的饮食习惯。

钠含量

6款儿童牛排中，有5款牛排的钠含量远远超过原切牛排。对于2～6岁的儿童来说，钠的建议摄入量是每天不超过1200mg。这样的一块儿童牛排吃下去，摄入的钠含量占了一天建议量的一半。清淡口味有利于帮助孩子体验和认识食物的天然味道，显然这种钠含量高的儿童牛排不适合给孩子吃。

挥发性盐基氮

挥发性盐基氮是衡量肉新鲜程度的重要指标。但由于目前很多儿童牛排并不属于冷冻分割畜禽肉，我们无法用对应的国标去要求它们。所以，我们按照《绿色食品畜禽肉制品》行业标准中对调理肉制品的要求——挥发性盐基氮不高于10mg/100g，来作为一个高标准的参考。

结果发现，如果按照高标准去要求，很多儿童牛排的检测指标都不尽如人意。6款儿童牛排中，有4款儿童牛排的挥发性盐基氮是大于10mg/100g的。在调理牛排的成品检测中，是否引入"挥发性盐基氮"指标是值得商榷的。我们期待之后能有新标准来对这种调理牛排进行规范。

含水量

属于调理牛排的儿童牛排还会额外添加水。我们测评发现，儿童牛排含水量高的可以达到80%。正常牛排的含水量大概是70%。这种含水量高的儿童牛排煎完会缩小一大圈。

扫描二维码，
发送"牛排"
查看更多内容

更多详细数据，大家可以扫码阅读查看。

儿童牛排基本都是调理牛排，而原切无添加的牛排才是最适合儿童食用的。千万不要因为有"儿童"二字，就默认这些产品适合孩子，认真看看配料表和营养成分表，你会发现自己能帮孩子避开不少坑。

图书在版编目（CIP）数据

老爸评测：写给父母的儿童健康守护指南 / 老爸评
测著. — 北京：北京科学技术出版社，2022.1（2022.2重印）
 ISBN 978-7-5714-1892-2

Ⅰ.①老… Ⅱ.①老… Ⅲ.①儿童－保健－普及读物
Ⅳ.①R179-49

中国版本图书馆CIP数据核字（2021）第200909号

策划编辑： 潘海坤　金秋玥
责任编辑： 潘海坤
责任校对： 贾　荣
图文制作： 艺琳设计工作室
责任印制： 吕　越
出 版 人： 曾庆宇
出版发行： 北京科学技术出版社
社　　址： 北京西直门南大街16号
邮政编码： 100035
电　　话： 0086-10-66135495（总编室）　0086-10-66113227（发行部）
网　　址： www.bkydw.cn
印　　刷： 北京博海升彩色印刷有限公司
开　　本： 880 mm × 1230 mm　1/32
字　　数： 180千字
印　　张： 7.5
版　　次： 2022年1月第1版
印　　次： 2022年2月第4次印刷
ISBN 978-7-5714-1892-2

定　价：68.00元

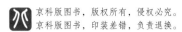

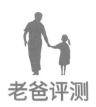

老爸评测

儿童日常用品 "避坑"手册

老爸评测 ◎ 著

北京科学技术出版社

老爸评测团队

（按姓名拼音首字母排序）

胡艾伦　李　炀　任　江

魏文锋　吴　彬　许　妍

目录

Part 1　美妆日化类

婴幼儿皮肤护理的注意事项 …………………………………… 2

日化产品中常见的风险成分…………………………………… 3

儿童洗发和沐浴产品 …………………………………… 8

儿童护理产品…………………………………… 9

儿童防晒产品…………………………………… 10

儿童驱蚊产品…………………………………… 13

儿童牙膏…………………………………… 18

儿童洗衣液…………………………………… 19

Part 2　玩具类

给0~4月龄宝宝选购玩具的建议 ……………………… 22

给4~8月龄宝宝选购玩具的建议 ……………………… 23

给8~12月龄宝宝选购玩具的建议 ……………………… 24

儿童滑板车…………………………………………… 26

美妆日化类

　　在选择给孩子用的日化产品时，家长可谓是操碎了心。日化产品总是会和孩子直接接触。儿童的皮肤防御能力以及对风险成分的耐受能力都不及成人。尤其是0~3岁的婴幼儿，角质层比成年人薄，皮肤屏障功能也不完善，皮肤容易失水，进而引发干燥、泛红、瘙痒等问题，因此为儿童选择日化产品必须分外小心。但是目前，我国还没有专门针对儿童日化产品的标准与法规。

　　虽然在化妆品细分类中，我国出台了《儿童化妆品申报与评审指南》，2021年也颁布了《儿童化妆品监督管理规定（征求意见稿）》，规定了"儿童化妆品"是指供年龄小于（含）12岁的儿童使用的化妆品，要求儿童化妆品要最大限度地减少配方原料的种类，包括不宜使用具有美白、祛斑等功效的原料，尽量少用或者不用香精、着色剂、防腐剂以及表面活性剂等。但是这些要求并非强制标准，更没有对添加物作出明确的安全限量要求，尤其是一些可能对儿童有害的添加成分。

　　虽然很多洗发、护肤、洗衣等产品宣称对儿童安全，但是厂家在生产中是否会考虑到儿童安全的需要，少用或者不用风险成分，不经过检测是很难了解清楚的。

　　老爸评测会教你如何识别有害成分，与你一起用知识守护孩子的健康，合理避坑。

婴幼儿皮肤护理的注意事项

婴幼儿皮肤表面的pH值为4.0～5.9。现有研究表明，维持皮肤的弱酸性环境对于皮肤屏障的发育很重要，因此婴幼儿适宜使用弱酸性的护理产品，比如婴儿油、面霜等。

婴幼儿的汗液污垢容易滞留在腋窝、腹股沟、脐部、臀部等皮肤褶皱处，尤其是臀部。由于婴幼儿的臀部经常接触尿液和粪便等，若护理不当可能会造成局部皮肤出现尿布性皮炎，俗称"红屁股"。因此，婴幼儿应当使用温和的婴幼儿沐浴露进行身体清洁，可针对臀部等特殊部位加强护理。

不同阶段的婴幼儿在发育过程中，会有不同的行为特点，其护理的侧重点也有所不同。

■ 0～6月龄

此时宝宝处在发育的初始阶段，家长可以通过温柔的眼神和声音与宝宝交流，建立情感联系，同时可以做一些轻柔的皮肤护理，帮助宝宝建立丰富的多感官刺激。家长为宝宝选择的护理产品要温和、无刺激。

■ 6～36月龄

随着大脑逐渐发育，宝宝学会了很多新技能，包括爬行和行走。宝宝对新事物充满好奇，可以维持一段时间的注意力，能学会找东西，等等。这个阶段家长需要更加注意宝宝皮肤的温和清洁和保湿护理。

这是宝宝发育的重要阶段。在这个阶段，宝宝能够通过与同龄人一起做游戏、共同学习、相互交流，从而发展社交技能，也有了更多的户外活动时间。家长在给宝宝做好日常护理的同时要更加注重防晒保护。

日化产品中常见的风险成分

■ 月桂醇聚醚硫酸酯钠或月桂醇聚醚硫酸酯铵

月桂醇聚醚硫酸酯钠或月桂醇聚醚硫酸酯铵，是一种硫酸盐类表面活性剂，本身不致癌，但是在生产的过程中，这种物质会产生一种对人体有致癌风险的副产物二噁烷。二噁烷属于化妆品中的禁用成分。二噁烷可能会随着月桂醇聚醚硫酸酯钠或月桂醇聚醚硫酸酯铵的添加而混入到产品中。虽然这种情况发生的概率很低，但从防患于未然的角度考虑，不建议选择含有此类成分的产品。

■ 月桂醇硫酸酯钠

月桂醇硫酸酯钠是一种表面活性剂，其安全性在国际上曾存在争议。有研究显示，月桂醇硫酸酯钠经皮肤吸收后难以被人体排出，会滞留在肝脏、心脏、肾脏等脏器中数年，长期使用高浓度的月桂醇硫酸酯钠的产品，有致癌的可能性。虽然就目前一般的使用情况来推测，其致癌的可能性不大。但是慎重起见，我们还是不建议选择含有这种成分的产品。

■ 四硼酸钠

四硼酸钠俗称硼砂，是一种表面活性剂、中等毒性物质，常用于乳液状日化品及手工皂中。在洗衣液中，四硼酸钠常用作酶稳定剂。四硼酸钠可刺激皮肤、导致过敏，干扰内分泌系统和生殖系统。在化妆品中，四硼酸钠浓度低于5%时属于安全添加范围，但应避免用于婴儿的皮肤或受伤的皮肤。我国《化妆品安全技术规范》规定四硼酸钠不得用于3岁以下儿童使用的产品中。

■ 椰油酰胺DEA

椰油酰胺DEA是一种表面活性剂，对皮肤有刺激性，容易引起皮肤过敏，是一种中等程度的刺激物和致敏物。2012年6月，美国环境健康危害评估加州办公室将此成分在提案中列为致癌物。不过，美国独立的化妆品原料安全性评价专家小组认为，只要椰油酰胺DEA不存在于含有亚硝化剂的产品中，就不会形成致癌的亚硝胺。不管是否致癌，这种成分容易引起过敏是一定的，遇到含有这种物质的产品还是尽量别用了。

■ 甲醛释放体防腐剂

甲醛释放体防腐剂是通过释放甲醛，制造微生物不适应的环境，进而达到杀菌防腐的目的。常见的甲醛释放体防腐剂有DMDM 乙内酰脲、季铵盐-15、重氮咪唑烷基脲、咪唑烷基脲、2-溴-2-硝基丙烷-1，3-二醇（也叫布罗波尔）。

欧盟消费者安全科学委员会（SCCS）认为，甲醛是一种皮肤致敏剂，会使皮肤迅速老化，对含甲醛的日化产品有过敏反应的人，即使接触微量的甲醛，也可能导致局部皮肤瘙痒和红肿。此外，吸入甲醛还可诱发鼻咽癌。国际癌症研究机构（IARC）

已将甲醛划分为明确的"人类致癌物"，且为一类致癌物。

■ 异噻唑啉酮类防腐剂

日化用品中常见的异噻唑啉酮类防腐剂有甲基异噻唑啉酮、甲基氯异噻唑啉酮、苯并异噻唑啉酮。这类防腐剂对皮肤有刺激性，尤其甲基氯异噻唑啉酮，容易导致皮肤过敏。长期使用含有这类防腐剂的产品可能导致皮肤发痒、红肿、发生荨麻疹等，也可能诱发接触性皮炎。湿疹患者应避免用含有这类防腐剂成分的个人护理用品。2017年2月，欧盟就已经禁止在驻留类产品中使用甲基异噻唑啉酮（MIT），前不久又下调了MIT在淋洗类产品中的使用浓度。我国卫健委规定MIT在化妆品中的最大允许浓度是0.01%。

■ 尼泊金酯类

尼泊金酯类防腐剂分子链越长，防腐效果越好，但是类雌激素作用也越强。我国已经对这类物质进行了禁用要求。尼泊金酯类防腐剂有很多，具体名称如表1.1所示。短链的尼泊金酯类防腐剂在限定浓度下对孩子是安全的。即便是限定浓度的羟苯丙酯和羟苯丁酯，能不用就不用。

表1.1　常见的尼泊金酯类防腐剂

名称	又称	英文名	安全性
羟苯甲酯	尼泊金甲酯	Methylparaben	安全（限定浓度）
羟苯乙酯	尼泊金乙酯	Ethylparaben	安全（限定浓度）
羟苯丙酯	尼泊金丙酯	Propylparaben	谨慎
羟苯丁酯	尼泊金丁酯	Butylparaben	谨慎
羟苯异丙酯	尼泊金异丙酯	Isopropylparaben	禁用

名称	又称	英文名	安全性
羟苯异丁酯	尼泊金异丁酯	Isobutylparaben	禁用
羟苯苄酯	尼泊金苄酯	Benzylparaben	禁用
羟苯戊酯	尼泊金戊酯	Pentylparaben	禁用
羟苯苯酯	尼泊金苯酯	Phenylparaben	禁用

■ 三氯生

三氯生是一种广谱抗菌剂，被广泛添加在肥皂、牙膏、漱口水、洗涤剂等日化用品中。三氯生会刺激眼睛和皮肤，并可致敏，干扰内分泌系统和生殖系统。研究人员通过动物实验发现，这种物质会对心脏和肝脏造成损害，具有轻度致畸性。美国食品药品监督管理局（FDA）于2016年9月发布禁售令，全面禁售含有19种杀菌成分的清洁产品，这其中就包括三氯生。但在我国最新的《化妆品安全技术规范》（2015年版）和其他规范里，还没有完全禁止使用三氯生。

■ 水杨酸苄酯

水杨酸苄酯属于水杨酸类的衍生物，天然存在于茉莉、依兰等植物精油中，也可人工合成，属于香料和香料固定剂。水杨酸是合成阿司匹林的主要成分之一，已有实验证明口服水杨酸与口服阿司匹林具有类似效果，可能导致胎儿畸形，增加发生流产以及其他妊娠并发症的风险。但另一方面，目前并没有实验能证明外用水杨酸对孕妇有不利影响。但是为了安全考虑，我们仍建议孕妇和哺乳期妈妈谨慎使用含有该成分的产品。

■ 戊基肉桂醛、香叶醇、柠檬醛、芳樟醇等26种可致敏的香料

香精、香料被广泛添加在日化产品中。然而，在日化产品成分里，最容易致敏的成分也是香精、香料，很多香精、香料都是常见的过敏原。因此，欧盟议会在第七次修正案中列出了26种香料的清单，要求用后冲洗干净。当化妆品中这些香料添加浓度超过100ppm时，必须在标签中注明。

■ 邻苯二甲酸酯类

邻苯二甲酸酯类是一种人工合成的环境激素类物质，对人体危害极大，兼具生殖毒性、神经毒性，可致癌、致畸。商家一般不会主动添加邻苯二甲酸酯类。邻苯二甲酸酯类最常在塑料中出现，但是香精中可能也含有少量邻苯二甲酸酯类成分。婴幼儿及儿童正处在生长发育阶段，他们体内的激素对这类化学物质尤其敏感。我们选购日化产品时也要对这类物质持谨慎态度。

■ 丁羟甲苯

丁羟甲苯是一种抗氧化剂，涂抹过量易引起皮肤炎症及过敏。

■ 丙二醇

丙二醇对皮肤有一定刺激性。作为一种促渗透剂，丙二醇可帮助其他成分渗透到皮肤中，如果它帮助一些有害成分渗透进皮肤会对身体造成不利影响，所以有炎症、湿疹、敏感的皮肤尽量不要使用含有丙二醇的产品，健康的皮肤可以正常使用。

儿童洗发和沐浴产品

■ 使用洗发、沐浴产品的频率

对于婴幼儿，现在比较流行的是使用洗发、沐浴二合一的洗浴产品。6月龄以内的宝宝皮肤很娇嫩，并不需要用专门的洗发水和沐浴露清洁，用清水擦一下皮肤就可以了。而6月龄以上的宝宝需要视所处的季节、环境来确定清洁频率，通常每天或隔日沐浴的时候使用清洁产品就可以了。

■ 儿童洗发和沐浴品风险成分

儿童洗发和沐浴产品中常见的风险成分如表1.2所示，大家在选购产品的时候要多加注意。

表1.2 儿童洗发和沐浴产品中常见的风险成分

名称	英文名称	风险
月桂醇聚醚硫酸酯钠	Sodium Laureth Sulfate	二噁烷残留
月桂醇聚醚硫酸酯铵	Ammonium Laureth Sulfate	二噁烷残留
DMDM 乙内酰脲	DMDM Hydantoin	释放甲醛
咪唑烷基脲	Imidazolidinyl Urea	释放甲醛
甲基异噻唑啉酮	Methylisothiazolinone	皮肤致敏
甲基氯异噻唑啉酮	Methylchloroisothiazolinone	皮肤致敏
椰油酰胺 DEA	Cocamide DEA	刺激皮肤、致敏

■ 洗发沐浴产品的选购建议

- 给宝宝洗头切忌使用成人洗发产品，应选择婴幼儿适用的洗发水。

● 选择成分安全、刺激性低、无泪配方的洗发水。

● 由于个体差异，成分安全的洗发水在使用过程中，也可能会导致婴幼儿出现过敏、皮肤异常等情况。若出现异常情况，应立即停止使用。

儿童护理产品

为儿童选择一款安全、刺激小、保湿效果好的儿童保湿霜很重要，尤其是在冬天，否则儿童皮肤就可能会出现干燥起皮、皲裂、湿疹等一系列问题。儿童护肤品中常见的风险成分如表1.3所示，大家在选购产品的时候要多加注意。

表1.3 儿童护肤品中常见的风险成分

名称	英文名称	风险
碘丙炔醇丁基氨甲酸酯	Iodopropynyl Butylcarbamate	刺激皮肤
甲基异噻唑啉酮	Methylisothiazolinone	皮肤致敏
甲基氯异噻唑啉酮	Methylchloroisothiazolinone	皮肤致敏
水杨酸（除香波外）	Salicylic Acid	刺激皮肤
DMDM 乙内酰脲	DMDM Hydantoin	皮肤致敏、释放甲醛
咪唑烷基脲	Imidazolidinyl Urea	皮肤致敏、释放甲醛
椰油酰胺 DEA	Cocamide DEA	刺激皮肤、皮肤致敏
凝血酸（传明酸）	Tranexamic Acid	皮肤致敏
羟苯丙酯	Propylparaben	皮肤致敏
羟苯丁酯	Butylparaben	皮肤致敏
2-溴-2-硝基丙烷-1，3-二醇	2-Bromine-2-Nitropropane-1, 3-Diol	释放甲醛

名称	英文名称	风险
双（羟甲基）咪唑烷基脲	Diazolidinyl Urea	皮肤致敏
氯化锶	Strontium chloride	刺激皮肤
滑石粉	Talc	可能致癌

■ 儿童护肤品的选购建议

● 不要给儿童使用大人的面霜，要选择成分安全、刺激性小的儿童面霜。

● 过敏体质的儿童应选用无香料的面霜，有湿疹的、皮肤敏感的儿童尽量不要使用含丙二醇的面霜。

● 当儿童遇到皮肤问题（湿疹、皮肤炎症等）时请及时就医，不要指望面霜来解决问题，面霜主要是用来保湿的。

儿童防晒产品

给儿童选适合的防晒霜，真不是一件容易的事。儿童处于生长发育期，皮肤角质层比较薄，屏障功能尚不完善，对外界的刺激也更敏感。为儿童选择防晒霜时，要考虑温和不刺激、防水防汗、防晒力足够等因素，还要方便清洗。

■ 物理防晒vs化学防晒

新生儿的户外活动防晒需求较小。6月龄以下的婴儿皮肤娇嫩，体表面积与体重的比值较高，涂抹防晒产品更容易发生不良反应。因此，新生儿不宜使用防晒产品，同时应该避免在日光直射期外出（每日上午10点至下午2点）。如果需要外出的话，尽量以戴帽子、打伞、穿着浅色纯棉衣物等物理遮盖的方式进行防晒。

对于6月龄以上至2岁的婴幼儿，建议以衣物遮盖防晒或使用纯物理性防晒霜为主，避免使用化学防晒用品。之所以建议2岁以下的宝宝选择物理防晒剂，主要是因为物理防晒剂不易被皮肤吸收，对皮肤几乎无刺激，成分安全温和，但物理防晒剂的肤感通常比较差。化学防晒剂则相反，易溶于水和油，容易被皮肤吸收，但是可能会导致皮肤过敏等现象。物理防晒和化学防晒的对比如图1.1所示。

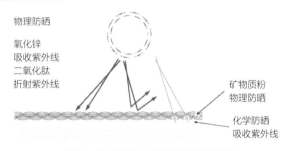

图1.1　物理防晒和化学防晒的防晒原理

如何识别一款防晒霜是物理防晒剂还是化学防晒剂呢？看成分！物理防晒剂的主要防晒成分是氧化锌和二氧化钛，如表1.4所示。

表1.4　儿童防晒霜中的常见成分

	物理防晒剂（优选）	物理化学复合防晒剂	化学防晒剂
主要防晒成分	氧化锌、二氧化钛	物理防晒成分：氧化锌、二氧化钛；化学防晒成分：甲氧基肉桂酸乙基己酯等	甲氧基肉桂酸乙基己酯、双-乙基己氧苯酚甲氧苯基三嗪等

■ 儿童防晒霜中的风险成分

儿童防晒霜常见的风险成分如表1.5所示，大家在选购产品的时候要多加注意。

表1.5　儿童防晒霜中常见的风险成分

名称	类型	风险
甲基异噻唑啉酮	防腐剂	皮肤致敏
双咪唑烷基脲	防腐剂	释放甲醛
羟苯丙酯和羟苯丁酯	防腐剂	安全性有争议
4-甲基苄亚基樟脑	化学防晒剂	干扰内分泌

■ 婴幼儿防晒产品的选购和使用建议

- 儿童防晒不代表完全不接触阳光，而是避免儿童长时间的暴晒。
- 儿童防晒霜应该以物理防晒为主，不用过度追求高SPF、PA值。
- 不建议给孩子使用含有风险成分的防晒霜。
- 带有防水功能的防晒霜良莠不齐，如果孩子日常出汗比较少，选用不防水的防晒霜也无妨。
- 除了挑选一支好防晒霜外，及时补涂也很重要，建议两小时补涂一次。

■ 涂抹物理防晒霜后怎么卸妆

防晒很重要，但是将防晒霜清洗干净、无残留同样重要，对于肌肤娇嫩的儿童来说尤其重要。儿童洗浴产品、洗面奶、婴儿油，都能够清洗防晒霜，其中婴儿油的使用效果是最好的。和普通卸妆油相比，婴儿油的成分更简单，性能更温和，对皮肤的刺激也小，有湿润皮肤、溶解油性污垢的作用。不过婴儿油肤感过于油腻，不容易清洗。建议使用一般防晒霜时，可以用儿童洗浴产品或者洗面奶清洗；使用难清洗的防晒霜时可以用少量婴儿油先卸除，再用儿童洗浴产品或者洗面奶清洗。

儿童驱蚊产品

到了夏天，不少家长都因孩子被蚊子叮咬而深受困扰，选择一款安全并且有效的驱蚊产品是非常必要的。驱蚊产品虽然多，但是真正安全有效的并不多，适合宝宝的就更少了。

■ 婴幼儿驱蚊产品的比较

市面上的驱蚊产品分为物理驱蚊产品和化学驱蚊产品。常见的物理驱蚊产品有蚊帐、电蚊拍及紫外灭蚊灯。蚊帐和电蚊拍效果好且安全，适合各个年龄段的宝宝。购买紫外灭蚊灯就是缴纳智商税了，它声称利用蚊子趋光性吸引蚊子再杀灭，但实际吸引的主要是小昆虫和不吸血的雄蚊子，对吸血的雌蚊子并没有什么特殊作用。

物理驱蚊产品虽然安全，但是不够高效。化学驱蚊产品的原理是通过在皮肤上涂抹化学物质，干扰蚊子的感受器，让它觉得人类不是它的食物，从而达到驱蚊的效果。由于这类产品直接接触皮肤，所以大家往往关注产品是否安全、是否含有刺激成分。

常见的化学驱蚊产品有盘式蚊香、电热蚊香液、电热蚊香片、驱蚊喷雾和驱蚊手环等。除了驱蚊喷雾，老爸评测不太建议使用其他产品。

■ 盘式蚊香

盘式蚊香的有效成分是拟除虫菊酯类物质。盘式蚊香需要点燃使用，容易产生多环芳烃。有烟蚊香和微烟蚊香烟气中多环芳烃的总含量高于原料中的含量，无烟蚊香则相反。有烟蚊香的填料主要为植物性粉末，燃烧过程产生的悬浮颗粒量最多。也就是说，盘式蚊香不只含有杀虫剂拟除虫菊酯，填料燃烧后还会产生多环芳烃、PM2.5、甲醛以及各种挥发性有机化合物，长时间吸入会刺激呼吸道，引起哮喘等问题，儿童应该避免使用。如果使用盘式蚊香，建议一定要注意开窗通风。

■ 电热蚊香液和电热蚊香片

这两种驱蚊产品的有效成分也是拟除虫菊酯类物质，常用的有四氟甲醚菊酯、氯氟醚菊酯、炔丙菊酯、四氟苯菊酯、氯氰菊酯等。拟除虫菊酯类物质属于接触性毒剂，是国家允许使用的一类低毒高效杀虫剂，对昆虫和鱼类的毒性很大，对人类毒性不大，但是对眼睛和皮肤有严重的刺激性。我们还在个别驱蚊液和驱蚊片中检测出了甲苯，所以不建议给宝宝使用这类产品。另外，在使用液体蚊香、蚊香片的时候要注意通风，不在密闭的房间里长时间使用。

■ 驱蚊手环、驱蚊贴和驱蚊香囊

不少驱蚊手环和驱蚊贴声称含有天然植物精油，无毒无害，适合儿童使用。但是天然植物精油挥发得相当快，想要达到驱蚊效果，大多需要添加丁基乙酰氨基丙酸乙酯，也叫驱蚊酯。更何况天然植物精油价格高，有的驱蚊香囊、驱蚊贴只需要花几块钱就可以买到，想想就知道不可能含有天然植物精油。此外，气味浓烈的驱蚊产品，还有可能引发呼吸道疾病。有的驱蚊手环中还可能含有违禁药物双对氯苯基三氯乙烷。我们不建议给儿童使用这类产品。

▧ 驱蚊液

目前国际上公认有效又安全的化学驱蚊物质有避蚊胺（DEET）、派卡瑞丁、驱蚊酯（IR3535）、柠檬桉叶油（有效成分PMD），浓度越高，驱蚊时间越长。这几种成分也是驱蚊液中的主要成分，整体的安全性不错，适合宝宝在户外运动的时候使用。

避蚊胺（DEET）

避蚊胺（DEET）是被研究最多，被应用最久的驱蚊成分。避蚊胺（DEET）含量低于7%时，驱蚊效果不佳，含量大于30%时，不仅驱蚊效果不会增加，还会引起皮疹、定向障碍和痉挛等症状，儿童对避蚊胺（DEET）的反应较成人更敏感。2002年，加拿大卫生部禁止商家销售避蚊胺（DEET）含量高于30%的防蚊产品，美国《消费者报告》建议，成人消费者应该避免使用避蚊胺（DEET）含量高于30%的产品。

驱蚊酯（IR3535）

驱蚊酯（IR3535）被认为是比避蚊胺（DEET）更加安全低毒的广谱驱避剂。美国环保局认为，驱蚊酯（IR3535）在被消化道摄入、呼吸道吸入和皮肤接触时都不会表现出明显毒性，仅在接触眼睛时可能产生刺激，而且它对环境也没有明显的危害。但是，驱蚊酯（IR3535）的驱蚊效果比避蚊胺（DEET）相对差一些。

派卡瑞丁

派卡瑞丁的驱蚊效果与避蚊胺（DEET）不相上下，然而安全性更高，副作用比避蚊胺（DEET）更小。避蚊胺（DEET）被外用于皮肤时常引起过敏反应，但派卡瑞丁与皮肤的相容性就非常好。派卡瑞丁被美国疾病预防与控制中心评为除了避蚊胺（DEET）以外最有效的驱蚊剂。

柠檬桉叶油

近10年来，派卡瑞丁和柠檬桉叶油被认为是更安全、副作用更小的可替代避蚊胺（DEET）的两种驱蚊产品。柠檬桉叶油也是美国疾病预防与控制中心推荐的驱蚊成分中唯一一种天然植物成分。不过，美国食品药品监督管理局警示3岁以下的儿童不能使用柠檬桉叶油，会引起眼睛疼痛，而派卡瑞丁则更适用于儿童使用。

这几种成分的适用条件对比如表1.6所示。

表1.6　避蚊胺（DEET）、驱蚊酯（IR3535）、派卡瑞丁和
柠檬桉叶油的适用条件对比

驱蚊成分	避蚊胺（DEET）	驱蚊酯（IR3535）	派卡瑞丁	柠檬桉叶油
使用建议	6月龄内的婴儿不建议使用；6月龄～2岁每天最多用一次；2～12岁每天最多用3次	过敏者慎用，避免刺激眼部	6月龄以内的婴儿不建议使用，建议1岁以上的儿童再使用	不建议3岁以下的儿童使用。
驱蚊效果	驱蚊时长可达4～6个小时，但要注意及时补涂			

不少家长还会选择使用花露水给宝宝驱蚊，其实并不是所有的花露水都有驱蚊、防蚊效果，应该查看花露水的成分表里有没有驱蚊成分。常见的驱蚊成分有避蚊胺（DEET）、驱蚊酯（IR3535）、派卡瑞丁和柠檬桉叶油，如果没有这几种成分，驱蚊效果就要打个问号了，很可能里面只含有使人感觉清凉的成分。

■ 婴幼儿化学驱蚊产品的选购和使用建议

● 6月龄以下的宝宝不适合使用化学驱蚊产品，建议使用蒲扇、蚊帐、长袖衣物等物理驱蚊方式防止蚊虫叮咬。

● 6月龄以上的宝宝可以使用化学驱蚊产品，优选添加了驱蚊胺（DEET）、驱蚊酯（IR3535）、派卡瑞丁、柠檬桉叶油的驱蚊液，并且严格按照使用说明使用。

● 请勿直接将驱蚊液喷在宝宝脸上，家长需先喷在自己手上，再给宝宝涂抹。尽量不要用在宝宝的手上，因为他们可能会用手揉眼睛、接触食物。如果宝宝皮肤敏感，可喷于他们的衣物上，同样也能起到驱蚊的作用。

● 请勿用在眼睛和嘴巴附近，请勿用在伤口及发炎的皮肤上，使用前需进行过敏测试。

● 驱蚊产品的驱蚊效果可能会受宝宝出汗、接触水等情况的影响，记得及时给宝宝补涂。

● 大多数驱蚊产品含有酒精，如果宝宝对酒精过敏，要注意避免使用；如果给宝宝使用，一定要远离火源。

● 涂抹过驱蚊液的皮肤要用肥皂和清水清洗，喷过驱蚊液的衣服需要被单独清洗。

● 请把产品放在宝宝接触不到的地方。

儿童牙膏

从宝宝长出第一颗牙齿开始，就可以给宝宝用儿童牙膏了。适合宝宝用的儿童牙膏应该满足成分安全，pH值在5.5～10.0之间，不含重金属，有合适的起泡能力、摩擦能力和清洁能力等条件。消费者可以先通过产品成分表，排除含有不合适成分的牙膏。

■ 儿童牙膏中的风险成分

儿童牙膏中的常见成分如表1.7所示。其中一些起泡剂和防腐剂有高致敏性和高刺激性，家长在选购产品的时候要小心。

表1.7　儿童牙膏中常见的成分

用途	安全成分举例	风险成分举例
摩擦剂	水合硅石、磷酸氢钙	—
甜味剂	木糖醇、糖精钠、三氯半乳糖、异麦芽	—
表面活性剂	椰油酰丙基甜菜碱、烷基糖苷、月桂酰肌氨酸钠	月桂醇硫酸酯钠
防腐剂	苯甲酸钠、苯甲醇、山梨酸钾、羟苯甲酯	羟苯丙酯、羟苯丁酯、苯扎氯铵（对口腔黏膜有刺激性）
色粉	二氧化钛、云母	—

需要说明的是月桂醇硫酸酯钠是一种表面活性剂，它的清洁力不错，成本极低，而且对牙菌斑有抑制功效，但是刺激性较强。虽然在国家标准规定允许使用的牙膏原料中，月桂醇硫酸酯钠是允许被添加的。但毕竟还是可能会对口腔黏膜产生影响，给婴幼儿选用产品时，建议还是要选原料相对更安全的儿童牙膏更

为稳妥。

■ 儿童牙膏的选购建议

● 不要给儿童使用成人牙膏。成人牙膏无论从磨料、口味还是含氟量的角度来看，都不适合儿童。

● 不建议选择含有风险成分的儿童牙膏。

● 含氟牙膏可以帮助儿童预防龋齿，只要含氟量在0.05%到0.11%之间就是安全的。

● 根据儿童的实际情况选择是否使用含氟牙膏。如果孩子不会吐口水，就选择无氟可吞咽的牙膏。如果会吐口水，就建议孩子尽早使用含氟牙膏。

● 孩子3岁前每次可以使用米粒大小的含氟牙膏；3岁后则使用豌豆大小的含氟牙膏，且每天不能超过2次。用量可以参照图1.2，左为米粒大小，右为豌豆大小。

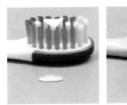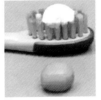

图1.2　牙膏用量参考图

儿童洗衣液

有的人通过品牌和散发的香味选择洗衣液，有的人只选择促销款。家长为孩子选购产品时，大多是看到产品宣传中含有"植物""天然""食品级原料"等字眼，就会觉得更安全。保证洗衣液的成分安全对于孩子至关重要，来看看我们常使用的洗衣液含有哪些高风险成分吧。

■ 儿童洗衣液中高风险成分

儿童洗衣液中常见的风险成分如表1.8所示，大家在选购产品的时候要多加注意。

表1.8 儿童洗衣液中常见的风险成分

用途	名称	风险
表面活性剂	椰油酰胺 DEA	刺激皮肤、皮肤致敏
防腐剂	甲基异噻唑啉酮	皮肤致敏
	甲基氯异噻唑啉酮	皮肤致敏
	苯并异噻唑啉酮	刺激皮肤、皮肤致敏
	三氯生	皮肤致敏
	DMDM 乙内酰脲	皮肤致敏、释放甲醛
酶稳定剂	四硼酸钠	皮肤致敏

■ 洗衣液的选购建议

- 避免选购含高风险成分的洗衣液
- 不要选择三无产品

目前，中国、日本、韩国等亚洲国家的洗衣液都没有标注全部成分，世界上的大多数国家并未规定必须要在洗衣液、衣物柔顺剂等用品中标明全部成分。洗涤用品的相关标准也没有对儿童洗涤用品做任何特别规定。所以宣传"儿童专用"的洗衣液，虽然打出"天然""植物"等字眼，但其实并不一定比成人洗衣液更安全、更环保。

　　虽然现在还没有强制要求洗涤用品标签进行"全成分标识"，但从消费者的安全、健康和知情权角度考虑，生产企业有必要在生产配方不泄露的前提下将成分标注出来，尤其是洗衣粉、洗衣液中常含有的一些高风险防腐剂和易致敏的香精香料成分。我们也希望保障儿童安全的相关标准可以早日出台。

玩具类

　　我们曾发过一个视频，内容是我们粉丝的两个孩子因误食磁力珠导致肠穿孔。视频一出，引起了很多家长的重视。磁力珠这种成年人用来解压的玩具，却到了5岁宝宝的手里。

　　国家市场监督管理局2019年发布的数据显示，在儿童玩具及用品导致的伤害中，因儿童误食或者误塞小零件导致的伤害占比达53.23%。家长应避免给低龄儿童购买颗粒较小的拼装类玩具，并且应加强看护，定期检查玩具，避免宝宝误食脱落的小零件。

　　市面上的玩具琳琅满目，怎么挑选既确保安全，又能给宝宝更好的成长陪伴和教育的玩具呢？

给0~4月龄宝宝选购玩具的建议

■ 宝宝在本阶段的特质

- 黑色、白色、黄色、红色能引起宝宝的兴趣。
- 宝宝对声音敏感，讨厌睡觉被打扰，喜欢轻柔的声音。
- 宝宝开始尝试伸手抓摇摆的东西。
- 宝宝兴奋的时候会手舞足蹈，可能会吃手和吃所有能够到的东西。

■ 建议选择的玩具

婴儿床摇铃

除了在婴儿床上悬挂黑白对比图案卡片，这个阶段也可以给宝宝选形状各异、颜色明亮的玩具，能够移动和发声的玩具可以用来刺激宝宝视力和听力的发育。

注意玩具的悬挂高度，要把玩具挂在宝宝摸不到的地方。

柔软材料制成的安抚音乐玩具

摇动摇铃玩具发出沙沙声，或者播放轻柔的音乐来吸引宝宝的注意力，促使他转动头部。注意要选择材料柔软、质地轻盈，方便抓握且不伤手的玩具。

借助玩具，多和宝宝互动，锻炼宝宝手指的协调性。

婴儿健身架

婴儿健身架可以刺激宝宝用手去触摸玩具，还能锻炼宝宝的四肢肌肉力量。

注意玩具的摆放高度，要放在宝宝的手摸不到的地方。

给4～8月龄宝宝选购玩具的建议

■ 宝宝在本阶段的特质

- 5月龄的时候，宝宝会开始翻身，用手和膝盖把身体撑起来。

- 6～7月龄的时候，宝宝差不多能够自己坐起来（当宝宝会坐起来的时候，需要移除健身架和婴儿床上的悬挂玩具）。
- 8个月的时候，宝宝会开始尝试爬行。

■ 建议选择的玩具

牙胶

这类玩具既可以缓解宝宝长牙的不适，也可以锻炼抓握能力。

布书和塑料书

这类玩具可以帮助宝宝提高认知力，培养对身边事物的兴趣。

简单的球和轨道玩具

这类玩具可以锻炼宝宝的专注力、手的抓握能力以及手眼协调能力。

注意球的尺寸，当心被宝宝误吞。

游戏围栏

这类玩具能创造宝宝的专属空间，可以在游戏围栏里放一些由柔软物填充的铃铛球，刺激宝宝爬行。

给8～12月龄宝宝选购玩具的建议

■ 宝宝在本阶段的特质

- 宝宝的记忆力增强，开始识别和模仿声音。

- 宝宝的平衡性越来越好，开始学习站立和走路。
- 宝宝会用手指比划，会用两只手拿东西敲击，也开始乱涂乱画。

■ 建议选择的玩具

毯子或毛绒玩具

这类玩具会让宝宝特别有安全感，能够帮助他们练习认知动物或人物。

促进宝宝学爬的发声车玩具

这类玩具能吸引宝宝爬行，帮助他们发展运动协调能力，同时促进脑部发育。

简单的大块积木或叠叠乐套塔玩具

这类玩具能锻炼宝宝的手指灵活性，提升手眼协调能力，培养宝宝对色彩的识别能力。

可以用不同材质的玩具，让宝宝体验到不同的触感。

手指按键玩具或音乐电话

通过手指操作这类玩具发出不同声音，宝宝可以进一步理解因果关系，增强手眼协调能力。

多功能游戏桌

这类玩具在帮助宝宝大脑发育的同时，还能帮助宝宝站立学步。

■ 选购以外的建议

家长在选购玩具的时候，一定要遵循包装上的推荐年龄，并且从正规渠道购买，千万别图便宜。超龄玩具和劣质玩具都可能会让宝宝受到伤害，宝宝可能会因为找不到"超龄玩具"的正确玩法，影响智力和兴趣的发展。

宝宝玩玩具一定要在家长的看护下进行，整个过程要确保远离热源、电源等危险源。其实从亲子关系角度来看，家长的陪伴更能促进亲子之间的互动和信任，增进亲子间的感情交流。

玩玩具虽然开心，但是也别忘了多接触大自然。在大自然中，宝宝能发现更多奇妙的"玩具"，也许会有更多意想不到的收获。

儿童滑板车

如果要选出1种小朋友喜欢的玩具，其中肯定有一样是儿童滑板车。特别是在2岁以后，孩子的运动技巧和身体控制能力都达到一定的熟练程度，家长们也会觉得，滑板车是锻炼孩子协调能力的好玩具。

可是在2015年美国消费品安全委员会发布的《与玩具相关的儿童伤亡数据年报》中，非机动滑板车是玩具伤害儿童类事故和玩具导致儿童死亡类事故的最大元凶。在我国，国家市场监督管理总局也曾要求某公司召回过某款儿童滑板车。

■ 滑板车的选购建议

购买儿童滑板车，安全永远是最大的前提，可以参考以下的选购建议。

一定要注意的:

- 仔细查看适用年龄和最大承载体重,选择适合自家孩子身高、年龄以及体重的儿童滑板车。

- 从正规渠道购买,仔细查看商品信息是否齐全,包括生产厂家信息、商品名称、型号、执行标准(需执行GB 6675.12-2014《玩具安全 第12部分:玩具滑板车》)、安全警示语、使用说明等,避免购买"三无"产品。图2.1的包装信息和使用说明书上的最大载重量不一致。图2.2的产品写错了标准号,也是不合格产品。

- 检查产品结构,不要购买带有锐利边缘以及带有危险孔洞的滑板车,活动部件和车体之间不要有危险间隙。

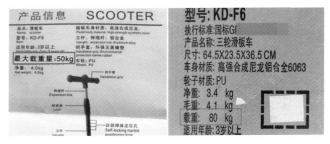

图2.1 某款滑板车的样品使用说明书和样品外包装信息

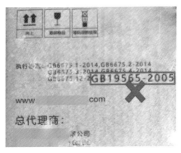

图2.2 某款滑板车的执行标准

可根据实际需求注意的指标：

- 车体重量越大，孩子行驶得越平稳，轻便的滑板车则更便于搬动。
- 可调节档位越多，适用的年龄段和身高范围越广。
- 可站立的甲板面积越大，孩子使用起来就越方便、越安全。选购滑板车的时候还要注意防滑性。
- 折叠方式的优先级：通过按钮折叠＞通过提拉折叠＞通过底部抽拉件折叠＞把立管和车体分离收纳＞不可折叠。

■ 滑板车的使用建议

除了关注产品本身的质量外，家长在引导孩子使用滑板车时，也要加强安全防范意识。

不正确的滑板车使用方式也是导致儿童伤亡的重要原因。如果你已经购买了儿童滑板车，或者有这个打算，那么在使用滑板车前一定要仔细阅读包装信息和使用说明，教会孩子正确骑行的方式。并注意以下几点。

- 骑行前仔细检查滑板车，确保锁紧件有效且结构没有损坏。
- 骑行时戴好安全帽、护膝、护肘等护具。
- 不要在坡道、高低不平的地方、公共道路或者湿滑路面使用滑板车。
- 骑行速度不要过快，不要急刹车。
- 单人使用滑板车，不要多人同时使用滑板车。

我们还对滑板车的安全性能和使用性能进行了详细的实验室评测，涉及非常多的项目，大家可以关注我们的公众号，搜索"滑板车"进行详细阅读。我们希望能帮大家给孩子选到安全可靠的儿童滑板车，给孩子一个快乐安全的童年。